あるあるケースで学ぶ！

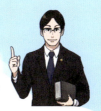

理学療法士
のための
はじめての
法律講座

編著 日本理学療法政策研究会

はじめに

●臨床の理学療法士が法律を学ぶ意義

　現代の医療現場において、理学療法士が法律を学ぶことは単なる付加的な知識の習得ではなく、質の高い医療サービスを提供し、安全で安心な医療環境を構築するために不可欠な要素です。法的思考を身に付けることは、臨床現場で発生しうるさまざまなトラブルを未然に防ぐだけでなく、患者との信頼関係を構築し、医療の質を向上させることにも直結します。

　医事法規は、単なる規則の集合ではなく、倫理的価値を内包し、患者および国民との信頼関係を強化し、医療従事者としての社会的責任を自覚させる重要な役割を担っています。医事法規を理解することにより、理学療法士はインフォームド・コンセントの適切な実施、患者のプライバシー保護（個人情報保護法の遵守）といった患者の権利を最優先に考え、業務範囲を適切に認識し、不適切な医療行為や法的リスクを回避することが可能となります。

　また、臨床現場では日々、多様なインシデントやアクシデントが発生します。こうした問題に対処する上で、法律知識や法的思考（リーガルマインド）は強力な武器となり、理学療法士が主体的に問題解決に取り組むことを可能にします。

●法律は理学療法士の社会的活動の基盤

　すべての社会的活動は法律に基づいて成り立っており、理学療法士が幅広い領域で活躍するためには、法律の理解が不可欠です。国民にリハビリテーションの重要性を伝え、その価値を正しく認識してもらうため

には、法律という共通言語を用いる必要があります。さらに、保健・医療、社会福祉政策への関与や、理学療法士として法律・政策の形成に参画するためにも、法的知識の習得は極めて重要です。

このように、理学療法士が法律を学ぶことは、臨床の視点、医療政策の実現の視点、政治的視点の三つの観点から見ても、極めて意義深いものといえます。

●本書の目的

本書は、臨床で活躍する理学療法士と法律をつなぐ入門書として、実際の臨床現場で直面する具体的な事例をもとに、理学療法士が必要とする法的知識をわかりやすく解説します。さらに、医療現場での法的トラブルを未然に防ぐための実践的視点を提供し、読者の皆さんが臨床での課題を解決する一助となることを目的としています。

本書を通じて、理学療法士の皆さんが法律の知識を習得し、臨床現場での実践に役立てていただけることを願っています。

著者を代表して　仙波浩幸

CONTENTS

はじめに …………………………………………………………………………… 2

理学療法士はなぜ法律を学ぶ必要があるのか ……………………………… 6

編集・執筆者一覧 ……………………………………………………………… 9

本書の読み方・使い方 ………………………………………………………… 10

1章 理学療法士の波瀾万丈な日常 ～トラブル事例を理学療法的観点・法的観点で考えてみよう～

case 1 心不全患者のトレッドミル歩行訓練中の意識障害、転倒 ………… 14

case 2 変形性股関節症人工股関節全置換術後の目標の未達 …………… 22

case 3 指示書の内容を超えた理学療法を提供したことによる事故 ……… 28

case 4 任せきりなどが原因となった理学療法士としての管理的課題 …… 34

case 5 医師の指示がない状況での理学療法士としての指導範囲 ……… 40

case 6 脳血管障害患者のトランスファー練習中の転倒 ………………… 46

2章 知れば知るほどおもしろい 法律の世界

1 そもそも「法律」って何だろう？ ………………………………… 56

2 法律はいつ「発動」するの？ ……………………………………… 62

3 民法第709条の要件①「過失」 …………………………………… 67

4 民法第709条の要件②「因果関係」 ……………………………… 72

5 民法第415条の要件「債務不履行責任」 ………………………… 77

6 事例で考えてみよう ……………………………………………… 81

7 患者情報の保護 ………………………………………………………… 88

8 理学療法士の免許が取消しになることがあるの？ ……………………… 93

9 いま注目！ ハラスメント対策 …………………………………………… 98

3章 理学療法士、過去を知る 〜法律の歴史を紐解く〜

1 戦前まではマッサージの牙城 …………………………………………… 106

2 リハビリテーションの黒船襲来 ………………………………………… 108

3 理学療法士誕生に向けての先陣争い …………………………………… 111

4 法案成立前後のドタバタ劇 ……………………………………………… 115

4章 理学療法士、現在を考える 〜多職種との連携から、抱える問題まで〜

1 法律上の理学療法士と理学療法とは：法律上の定義と疑問 ………… 120

2 理学療法士とほかの医療専門職との関係：医師の指示と診療の補助 … 123

3 理学療法士とほかのリハビリテーション系専門職との関係 ………… 128

4 法律外の理学療法：法律上の理学療法と実際に行われている理学療法の違い … 133

5 理学療法は誰がやってもよいの？：名称独占のウラ・オモテ ……… 138

6 「理学療法士及び作業療法士法」をめぐる現在の問題：法律は絶対？ … 142

理学療法士の未来　ー法律を学ぶ意義とこれからの展望ー ……………… 144
ワンポイント法律用語 …………………………………………………………… 146
索引 ………………………………………………………………………………… 149

理学療法士はなぜ
法律を学ぶ必要があるのか

　インフラ（infrastructure）は、一般的に、それらに問題が生ずると、概して社会全体が麻痺したり混乱が生じたりするような「社会や経済、人々の生活を支える基盤・仕組み」のことをいう。代表例として電気・ガス・水道・公共交通機関などがしばしば挙げられる。最近は、そこにインターネットの通信環境も加えてよいだろう。これらはいずれも私たちが毎日生活する上で欠かすことのできない大切なインフラである。地震や台風でガスや水道が止まったり停電しても、短時間で一時的に不便になっただけならば、さしたる問題は生じないだろう。しかし、もしそれが長期間にわたるようなものとなったのであれば、その地域や社会がパニックや危機に陥ってしまうような大変な事態が訪れることになる。

　インフラにあたるものとして、忘れられがちだが忘れてはならないものが一つある——法律である。法律も、電気・ガス・水道・公共交通機関と同様に、社会や経済・人々の生活を支える仕組みであり基盤なのである。

　理学療法士という職業は、社会を形づくる仕組みである法律に基づく職業である。誰か個人が自由にクリエイトしてできた職業ではない。自分で自由にクリエイトした肩書きを名乗り、自由気ままに仕事をすることができるような自称の自営業でもない。社会から求められ社会から認められているがゆえの国家資格の医療専門職であり、医療やケアという私たちの日々の生活で決して欠かしてはならない極めて重要なインフラ——生命・身体・健康という社会で最も大切にされねばならないものを守るためのインフラ——の一翼を担うプロフェッションなのである。

理学療法士はなぜ法律を学ばなければならないのか？──答えは「理学療法士は、社会的にそのようなポジションにおかれているプロフェッションであるから」である。

　だからといって、法律を学ぶことを難しく考えたり、大上段に構えたりする必要はない。少し具体例を示してみよう。理学療法士として仕事をしていると、例えば、

・理学療法士として仕事をしている際に事故が起こった場合、どのような責任がどのような基準・考え方の下で問われることになるのか？
・そもそも、理学療法士が業務をする上で、医師の指示がなぜ必要なのか？
・理学療法士でないにもかかわらずリラクセーションといってマッサージを実施している業者は、なぜ問題とならないのか？

……などの疑問に直面したり、フッと気になったりすることがあろう。これらは実はいずれも法律と密接に関わってくる問題や疑問なのである。しかし、毎日の仕事の中では、目の前の患者のことを考えたり、新しい機器の情報やより有効な運動療法の知識をキャッチアップしたりするだけで手が一杯で、この種の問題や疑問について考えたり振り返ったりすることがなかなかできず、いつの間にか忘れてしまっていることが多いだろう。あるいは記憶の引き出しに仕舞い込んでしまっているかもしれない。おそらく、それは今も昔もリハビリテーションの現場で働く大多数の理学療法士の実情であり、ある意味仕方のないことでもあろう。

　しかし、それが積み重なった成り行きとして、理学療法士の資格・業務を規定する「理学療法士及び作業療法士法」は、成立してから約60年間、ほとんど見直されることがなく現在に至っている。そして、さま

ざまな面で音もなく静かに経年劣化が生じ、老朽化が進んでいる。適切な維持・管理がなされなければインフラはやがて崩壊する。法律も例外ではない。理学療法士を支えるこの法律も、すでに崩壊の一歩手前の状況にあるといっても過言ではないところにまできてしまっている。

　この状況は、理学療法士一人ひとりが、仕事をしていて直面したささいでごくありふれた問題や疑問を後回しにせず、ほんの少しの時間だけでも考えたり振り返ったりすることから変えることができる。そして、考えたり振り返ったりすること自体が法律を学ぶ・考えることにつながり、理学療法士は社会から求められる本当のプロフェッションにもなることができる。

　この本はそのような視点から、理学療法士として現場で仕事をしているとしばしば遭遇する出来事・疑問・問題を具体的にイメージしやすく紹介し、その後、問題や疑問について理解し、考え、振り返るものとなっている。結果、今まで抱いていた仕事の仕方・内容に対する疑問が解決される人がいるかもしれない。逆に、より一層、今まで抱いていた疑問が深まってしまう人がいるかもしれない。いずれにせよ、まずは第一歩を踏み出してほしい。これからの理学療法士の世界を創るために。

著者を代表して　小西知世

編集・執筆者一覧

編著

日本理学療法政策研究会

　日本理学療法政策研究会は、医学的リハビリテーションの発展を目指し、臨床を重視する理学療法士と法律家によって構成されています。本研究会では、法律家が理学療法士の業務を実際に見聞し、その実態を理解するとともに、理学療法士が法律を学び、法的思考をすることを推進しています。そして、「臨床の視点」、「医療政策の実現の視点」、「政治的視点」を常に意識しながら、理学療法士と法律家が共通の土俵で議論を深め、より良い医療環境の実現を目指しています。

執筆者（掲載順）

◉**仙波浩幸**（せんば・ひろゆき）

　神奈川県立保健福祉大学保健福祉学部リハビリテーション学科理学療法学専攻長・教授

　…はじめに、1章、3章

◉**小西知世**（こにし・ともよ）

　明治大学法学部准教授

　…理学療法士はなぜ法律を学ぶ必要があるのか、4章

◉**長谷川大悟**（はせがわ・だいご）

　公益社団法人 日本理学療法士協会 理事、筑波大学医学医療系非常勤研究員

…1章

◉**上木原勇哉**（かみきはら・ゆうや）

　経済産業省 電力・ガス取引監視等委員会 取引監視課 課長補佐（小売取引）、

　司法試験合格、最高裁判所司法研修所（千葉地方裁判所配属）修了

　…1章、2章

　本文中意見に関する部分は筆者のものであり、所属する組織のものではない。

◉**斉藤秀之**（さいとう・ひでゆき）

　公益社団法人 日本理学療法士協会 会長

　…理学療法士の未来

本書の読み方・使い方

1章 理学療法士の波瀾万丈な日常
～トラブル事例を理学療法的観点・法的観点で考えてみよう～

主人公・療太郎が勤務する病院などでさまざまなトラブルが起こります。事例のあとには、クエスチョンを設けているので、事例の問題点について考えてみましょう。

2章 知れば知るほどおもしろい法律の世界

療太郎が弁護士を訪ねます。法律とは何だろう？という初歩的な疑問から、理学療法士として知っておきたいトピックまで、法律の基礎的な知識を、かみ砕いて解説しています。

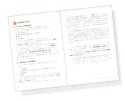

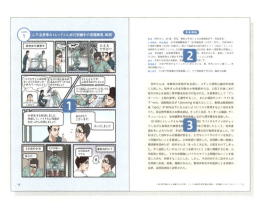

1 マンガ
リハビリテーションの現場で起こりやすいトラブルを参考に六つの事例を示しました。各 Case の冒頭には、物語をダイジェストにしたマンガを載せています。

2 患者情報
「健康状態」「心身機能・身体構造」「活動」「参加」「環境因子」「個人因子」という国際生活機能分類（ICF）の六つの観点で、患者の情報をまとめています。

3 事例
事例の詳細を記しています。ここに目を通してから、次ページからの問いや解説を読んでください。

4 考えてみよう
前ページの事例から、注目すべき部分、考えてほしいポイントを問いにしています。また、ページ下には、国際生活機能分類（ICF）の観点でまとめた患者情報を掲載しています。問題を考える際の参考にしてください。

本書は、理学療法士として働く療太郎が、臨床現場で起こるさまざまなトラブル事例をきっかけに、法律を学んでいくというストーリー仕立てになっています。普段の業務をイメージしながら、療太郎と一緒に、理学療法と法律についての理解を深めていきましょう。

3章 理学療法士、過去を知る
～法律の歴史を紐解く～

療太郎が大学で歴史を学びます。理学療法士がどのように誕生したのか。また、「理学療法士及び作業療法士法」が成立した経緯などについて解説しています。

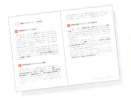

4章 理学療法士、現在を考える
～多職種との連携から、抱える問題まで～

療太郎はさらに学びを深めていきます。法律を通して、いま自分たちが直面している理学療法の問題点について、実際に講義を聴いている感覚で読み進められます。

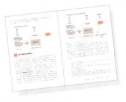

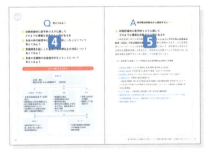
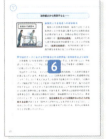
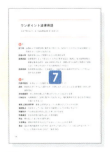

5 理学療法的観点からの解説
左ページ「考えてみよう」のそれぞれの問いに対して、理学療法の観点からの模範解答と考え方などを解説しています。

6 法的観点からの解説
各事例を法律的観点から考えた場合のポイントを挙げています。理学療法の観点との違いに注目してください。

7 ワンポイント法律用語
本文中に出てくる、知っておきたい法律用語を短いセンテンスで解説しています。

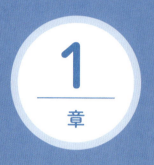

理学療法士の波瀾万丈な日常

〜トラブル事例を理学療法的観点・
法的観点で考えてみよう〜

1章では、リハビリテーションの現場でよく起こる事故やトラブルの事例を六つ取り上げました。各事例を理学療法的観点・法的観点からそれぞれどのように考えるか解説しています。普段の業務をイメージしながら、読んでみてください。

主な登場人物

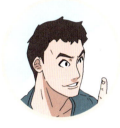

■療太郎
新卒でメディカ市民病院に入職して10年目を迎える中堅理学療法士。患者思いでまじめだが、なぜかよくトラブルに巻き込まれる。最近キャンプによく行く。焚火を眺めるのが好き。

■法子
1年目の新人理学療法士。療太郎の後輩。明るくおしゃべり好き。

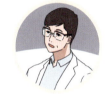

■中村医師
整形外科の医師。理学療法士からの信頼も厚い。コーヒーは微糖派。

■技師長
リハビリテーション科の技師長。療太郎の上司で、頼りになる存在。

■弁護士
2章で登場する弁護士。クロマグロを釣り上げたことがある。

■教授
3章で登場するメディカ大学理学療法学科の教授。「夢の国」が好き。

■法学者
4章で登場するメディカ大学法学部の教授。腰痛もちでクッションを愛用。

本書の本文内に登場する人物・団体・事件はフィクションです。

case 1 心不全患者のトレッドミル歩行訓練中の意識障害、転倒

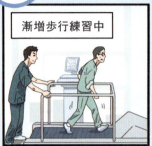
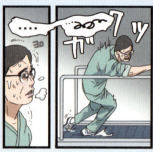
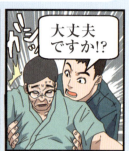
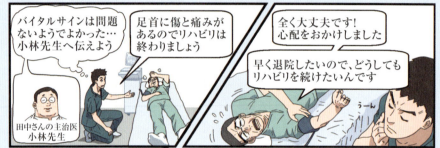
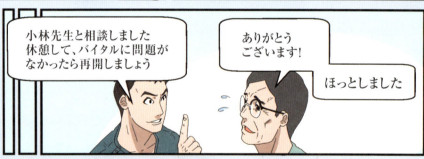
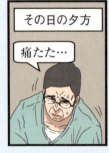
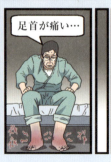
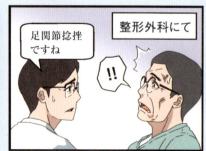

患者情報

健康状態：田中さん。60 歳、男性。慢性心不全による心肺機能低下、高血圧症。

心身機能・身体構造：左室収縮機能低下（左室駆出率［LVEF］30%）、四肢体幹とも関節可動域（ROM）制限なし、両上下肢筋力は徒手筋力テスト（MMT）4 レベル、体幹筋力は MMT3 レベル、立位動的バランス能力は良好、精神・心理状態は問題なし。

活動：身辺動作・起居移乗動作・屋外歩行は自立。息切れのため連続しての歩行は50m、階段昇降は 2 階まで可能。コミュニケーションは可能。

参加：他者との交流は消極的、読書をして 1 日を過ごす。

環境因子：自身が所有するマンションに住んでいる。妻、長男との 3 人暮らし。経済的問題はない。

個人因子：55 歳で営業職を早期退職した。やや神経質で内向的。趣味は読書。

　田中さんは、安静時の呼吸苦を主訴に、メディカ市民病院心臓外科病棟に入院した。田中さんの主治医の小林医師からは、入院 5 日後に歩行能力の向上を目的に理学療法の処方が出された。注意事項として「アンダーソン・土肥の基準」を遵守すること、また心電図モニターで ST 低下 1mm、収縮期血圧が 120mmHg を超えないこと、動脈血酸素飽和度（SpO$_2$）が 90%以下にならないようにリスク管理するよう指示を受けた。担当理学療法士の療太郎は、さっそく血圧、モニター心電図、サーチュレーション、身体観察を常時実施しながら理学療法を実施した。

　10 日目にトレッドミル 4km/h（1%傾斜）でバイタルサインのチェックをしながら漸増歩行練習を開始して 5 分ほど経過したところ、突然意識を失いよろけたが、そばについていた療太郎が転倒を防止した。10 秒ほどして田中さんの意識が戻ると、ただちにバイタルサインを測定して問題がないことを確認し、小林医師に報告した。足関節に軽い疼痛と擦過傷を認めたが、田中さんは「全く大丈夫。心配をかけてしまった。早く退院したいからリハビリを続けたい」と強く懇願するため、小林医師と相談し、十分な休憩後にバイタルサイン上問題がないことを確認した後、再開することにした。しかし、その日の夕方に田中さんの足関節に熱感、疼痛、腫脹がみられ、整形外科の中村医師による診察の結果、足関節捻挫と診断された。

1 章◎理学療法士の波瀾万丈な日常〜トラブル事例を理学療法的観点・法的観点で考えてみよう〜 | 15

case 1

考えてみよう

1. 初期評価時に医学的リスクに関してどのような情報を収集する必要があるか
2. 患者の歩行練習中に意識障害が起こったことについて考えてみよう
3. 意識障害を起こした直後の理学療法士の対応について考えてみよう
4. 患者の足関節の炎症症状が生じたことについて考えてみよう

ICFで考えてみよう

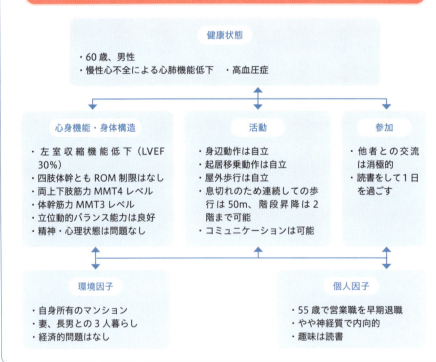

健康状態
- 60歳、男性
- 慢性心不全による心肺機能低下
- 高血圧症

心身機能・身体構造
- 左室収縮機能低下（LVEF 30%）
- 四肢体幹ともROM制限はなし
- 両上下肢筋力MMT4レベル
- 体幹筋力MMT3レベル
- 立位的バランス能力は良好
- 精神・心理状態は問題なし

活動
- 身辺動作は自立
- 起居移乗動作は自立
- 屋外歩行は自立
- 息切れのため連続しての歩行は50m、階段昇降は2階まで可能
- コミュニケーションは可能

参加
- 他者との交流は消極的
- 読書をして1日を過ごす

環境因子
- 自身所有のマンション
- 妻、長男との3人暮らし
- 経済的問題はなし

個人因子
- 55歳で営業職を早期退職
- やや神経質で内向的
- 趣味は読書

A 理学療法的観点から解説すると……

1 初期評価時に医学的リスクに関して どのような情報を収集する必要があるか

　心疾患患者に対する理学療法は、**デコンディショニングの予防と日常生活動作（ADL）や生活機能の維持や向上**を目的に実施されます。心大血管疾患リハビリテーション料を算定している施設において、理学療法士は安全で効果的な運動負荷量による介入と、合併症や心血管イベント予防のため、必要な情報を医師やカルテから得ることが必要です【表1】。

【表1】合併症や心血管イベント予防のために理学療法士が得るべき情報

---

①自覚症状：めまい、ふらつき、息切れ、失神、動悸、疲労感、むくみなど

②家族歴や既往歴：突然死があった家系や不整脈によるイベントの判断

③血液検査：カリウム、ナトリウム、マグネシウム、脳性ナトリウム利尿ペプチド（BNP）

④心電図（ECG）：不整脈や虚血を確認する

　→致死性不整脈に移行する可能性のある不整脈（心室性期外収縮・多形性やR on T、ブロックなど）や注意すべき不整脈（心室性期外収縮・ショートラン、心房細動、心房粗動、発作性上室頻拍）

⑤心エコー検査：一回拍出量、心拍出量、LVEF、総合的心機能指標

⑥運動負荷試験（心肺運動負荷試験[cardiopulmonary exercise test：CPX]）で運動中の酸素摂取量（$\dot{V}O_2max$）、運動強度に対する心拍数や血圧の変化

⑦薬剤の種類と服用状況

1章◎理学療法士の波瀾万丈な日常〜トラブル事例を理学療法的観点・法的観点で考えてみよう〜| 17

2 患者の歩行練習中に意識障害が起こったことについて考えてみよう

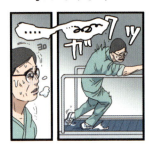

　失神は、脳の一過性意識消失（TLOC）によって急激に発症し、短時間で自然にかつ完全に回復する意識消失であり、**三つの病態（反射性、起立性低血圧、心原性）**があります。心臓のポンプ機能が低下することで全身への血流が十分に確保できず、脳への血流が低下すると、立ち上がって起立性低血圧を起こした際や身体の負荷がかかった際に失神が起こる可能性があります。理学療法時には、この可能性を考慮しなければなりません。

　歩行練習中に起こる失神を防止するため、**患者の自覚症状（動悸、胸痛）、顔面蒼白、浮腫の出現、バイタルサイン（血圧）、心電図モニター、サチュレーション**をチェックしながら理学療法を実施する必要があります。患者に運動神経麻痺や筋力低下が認められない場合でも、つまずきや転倒を防止するため、**心原性失神では動悸や胸痛の出現、起立性低血圧では血圧の低下**に注意しながら、理学療法士は患者のそばに位置して監視を怠らず、姿勢を崩しそうになったら直ちに支えられるようにします。このように注意を払って実施していたにもかかわらず、血圧や心電図モニターにもリスクの徴候が現れずに突然出現していたのならば、理学療法士に落ち度はないといえます。

3 意識障害を起こした直後の理学療法士の対応について考えてみよう

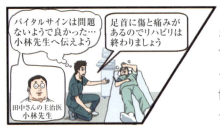

　患者が意識障害を起こした場合、まずは**患者の安全を第一に行動**します。安全な場所や安楽な肢位、プライバシーの確保、同僚スタッフなど協力者の確保、バイタルサインのチェック、主治医への迅速な報告を

実施します。

　理学療法の実施には、患者の同意が必要です。また、**患者の利益が最大になること、不利益が生じないことが前提**です。今回のケースでは、主治医の小林先生に失神のアクシデントが起こったことと、身体所見やバイタルサインなどを直ちに報告しました。軽度の痛みと擦過傷が生じましたが、田中さん自身は強い再開の意志表明があることについても報告し、患者の運動の再開に際しても同意を得ています。

　しかし今回、田中さんは失神したことに動揺し、リハビリテーションが遅延することに不安と焦りを感じていること、気分が高揚しているため傷害を正確に認識できずに過小評価しているかもしれないことが考えられます。このような状況において、療太郎は患者を説得して「本日の練習は中止すること」を検討する必要があったと考えられます。

4 患者の足関節の炎症症状が生じたことについて考えてみよう

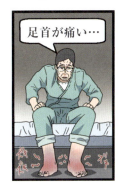

　アクシデントとは、医療従事者（医療機関）の過誤の有無を問わず、医療行為により対象者が傷害を被った場合をいいます。したがって、訓練室において、理学療法士による治療行為である理学療法により、**患者に対して足関節捻挫を受傷させてしまったことはアクシデント**にあたります。医療専門職が業務として実施し、アクシデントが生じて患者の不利益が生じた以上、責任は免れません。アクシデントに関与した担当理学療法士はもとより、理学療法部門および部門責任者、主治医、病院管理者（院長）が責任をとらなければなりません。

法的観点から解説すると……

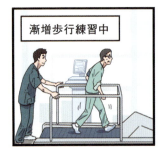

●**慢性心不全患者への理学療法**

慢性心不全患者の場合、脳のTLOCによる失神のリスクを念頭に置きながら治療を進める必要があります。治療の必要性が認められる場合には(**医学的必要性**)、失神を防ぐために理学療法実施中の観察やモニタリングを徹底し(**結果回避義務**)、科学的根拠に基づいた理学療法を実施することが求められます。

●**今回のケースにおける理学療法士の法的評価（注意義務および過失）**

注意義務（いわゆる過失）の判断基準については、2章3節(p.67)を確認してください。ここでは、注意義務を判断する上で考慮すべき事項について記載したいと思います。

今回のケースでは、「メディカ市民病院心臓外科病棟」に入院中の患者が対象となっています。そのため、p.18「②患者の歩行練習中に意識障害が起こったことについて考えてみよう」の部分で記載されている通り、「心臓のポンプ機能が低下することで全身への血流が十分に確保できず、脳への血流が低下すると、立ち上がって起立性低血圧を起こした際や身体の負荷がかかった際に失神が起こる可能性」があります。田中さんは転倒の可能性がある患者なので、療太郎は治療を行う前に、身体観察やバイタルサイン、患者とのコミュニケーションの中で、**当日治療を行っても問題がないかどうか判断する必要**があります（田中さんが倒れることを予見できたかどうか）。この点については、今回のケースには記載されていないため、皆さんが業務を行う上で注意してください。

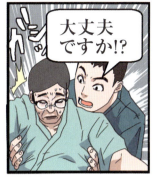

一方、当日の行動として、療太郎は医師の指示に従って、血圧、モニター心電図、サーチュレーション、身体観察を常時実施しながら理学療法を実施しています。また、療太郎は、田中さんが転倒しかけた際、田中さんを支え、転倒を防止しています。そのため、療太郎は、治療において必要となることを十分尽くしており、田中さんの負った足関節捻挫を防ぐことはできなかったと考えることができます（**回避不可**）。

このように回避することができなかったと考えられる場合には、今回のケースにおいては過失が認められない可能性があります。

しかし、療太郎が合併症や心血管イベント予防のために理学療法士が得るべき情報（p.17【表1】）の収集を怠っていたり、医師の指示に従わず血圧、モニター心電図、サーチュレーション、身体観察を怠っていた場合には、過失が認められる可能性もあります。

◉小林先生が確認したこと

本件では、療太郎は田中さんが転倒した後、小林先生に相談し、小林先生がバイタルサイン上問題ないことを確認した上で治療を再開しています。この点については、療太郎としては、医師の指示を仰いだ上で、治療の再開をしているので、過失責任を減ずる事情となりえます。もちろん、小林先生が診てくれらたそれで過失を全く負わないというわけではなく、必要事項（例えば、倒れた原因を伝えたり、倒れるまでの過程を詳細に伝えたりなど）の申し送りなど、理学療法士として必要なことを医師に伝えることが重要となります。

case 2 変形性股関節症人工股関節全置換術後の目標の未達

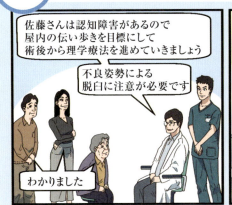
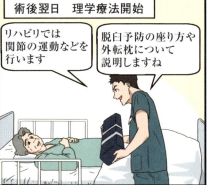
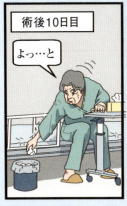
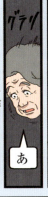
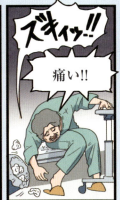
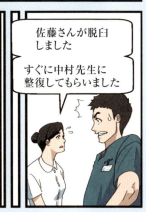
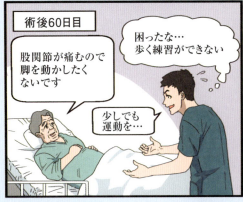
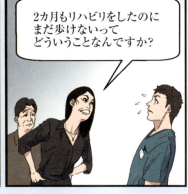

患者情報

健康状態：佐藤さん。80 歳、女性。右変形性股関節症による人工股関節全置換術後、認知症を発症。

心身機能・身体構造：右股関節可動域（ROM）制限あり、右股関節の荷重時に疼痛あり。両上肢筋力は MMT5 レベル、体幹・左下肢筋力は MMT4 レベル、右殿筋群は MMT2 レベル。見当識障害、記憶障害あり。改訂長谷川式簡易知能評価スケール（HDS-R）12 点、mini-mental state examination（MMSE）10 点。

活動：セルフケアは最小介助、起居動作は自立、移乗動作は要監視、杖歩行は最小介助。

参加：リハビリテーションは依存的。他患者との交流がなく孤独になりがち。

環境因子：持ち家だが手狭。息子夫婦と孫との 4 人暮らし。経済的問題はない。

個人因子：おとなしく、責任感が強い性格。

　　主治医の整形外科・中村医師から、佐藤さんの理学療法が手術の前日に処方された。療太郎が担当となり、同日に情報収集、本人および家族と面談、術前評価を実施した。また中村医師とともに、手術および理学療法の説明を実施した。中村医師からは「認知障害により屋外歩行の獲得は難しいが、屋内伝いでの歩行獲得が目標。不良姿勢による股関節脱臼に注意する必要がある」という説明があり、本人と家族は承諾した。

　　術後翌日から、ベッドサイドでの理学療法が開始された。クリニカルパスに従って、関節可動域の練習、筋力増強の練習、呼吸の練習とともに、脱臼防止のための不良姿勢の禁止、座位姿勢、外転枕の装着について説明した。

　　術後 10 日目、佐藤さんは病棟でのベッド上座位保持時に、患側に置かれたゴミ箱にゴミを入れようとしてバランスを崩したことにより、右股関節が脱臼肢位になり、激痛とともに股関節を脱臼した。ただちに中村医師により非観血的整復が施行された。

　　60 日にわたって人工股関節術後の理学療法を実施したが、疼痛と意欲の低下が目立ち、クリニカルパスが進まず、歩行獲得には至らなかった。家族からは、しばしば理学療法が遅れていることへのクレームが療太郎に寄せられていた。

1 章◎理学療法士の波瀾万丈な日常〜トラブル事例を理学療法的観点・法的観点で考えてみよう〜｜　23

case 2

 考えてみよう

1. 理学療法の介入前にどのような情報を収集する必要があるか
2. 患者が脱臼をすることを予測できたか 脱臼することを防ぐことはできなかったか
3. 理学療法がクリニカルパス通りに実施できず、歩行獲得に至らなかったことについて、理学療法士に問題はなかったか

ICFで考えてみよう

健康状態
- 80歳、女性
- 右変形性股関節症による人工股関節全置換術後、認知症を発症

心身機能・身体構造
- 右股ROM制限あり
- 右股関節荷重時に疼痛あり
- 両上肢筋力MMT5レベル
- 体幹・左下肢筋力MMT4レベル
- 右殿筋群MMT2レベル
- 見当識障害あり
- 記憶障害あり
- HDS-R 12点
- MMSE 10点

活動
- セルフケアは最小介助
- 起居動作は自立
- 移乗動作は要監視
- 杖歩行は最小介助

参加
- リハビリテーションは依存的
- 他患者との交流がなく孤独になりがち

環境因子
- 持ち家だが手狭
- 息子夫婦、孫との4人暮らし
- 経済的問題はなし

個人因子
- おとなしく、責任感が強い性格

理学療法的観点から解説すると……

1 理学療法の介入前にどのような情報を収集する必要があるか

　変形性股関節症の患者に対して、人工股関節全置換術後の理学療法を安全に、かつクリニカルパスに従ってスケジュール通り実施するためには、**その判断となる医学的情報を収集することが重要**です。これにより、適切な目標設定と介入の実施、術後の合併症や再発を防ぐことが可能になります。以下の【表2】に挙げる情報を収集することが必須です。

【表2】人工股関節全置換術後の変形性股関節症の患者に対して収集すべき情報

①手術の詳細：手術のアプローチ方法（前方アプローチ、後方アプローチなど）、使用された人工骨頭のタイプやサイズ、手術中の合併症の有無、術後の合併症（感染、血腫、神経損傷など）
②術後の股関節の状態：人工股関節の安定性、脱臼のリスク、股関節の可動域制限、手術による拘縮の有無、禁忌肢位
③疼痛の評価：痛みの程度と部位（股関節周囲、手術創部、関連する筋肉・腱など）、痛みの性質（安静時痛、運動時痛、夜間痛）
④バイタルサインの安定性：動脈血酸素飽和度（SpO_2）
⑤術後の合併症リスク：深部静脈血栓症（DVT）、創部の状態（発赤、腫れ、発熱など）、全身の感染徴候
⑥筋力と運動機能の評価：術前後の筋力、四肢の可動域、日常生活動作（ADL）
⑦歩行能力とバランス：歩行のパフォーマンス、歩行補助具の有無、バランスの評価、転倒リスク
⑧既往歴と全身状態：既往歴（高血圧、糖尿病、呼吸器疾患、心疾患）、合併症の有無（肺炎、腎機能障害、心不全）
⑨薬物治療の確認：抗凝固薬（ワルファリン、直接作用型経口抗凝固薬[DOAC]など）や鎮痛薬の使用状況
⑩患者の精神・心理状態

2 患者が脱臼をすることを予測できたか
脱臼することを防ぐことはできなかったか

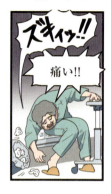

脱臼は、術後の軟部組織の状態などの手術要因や、姿勢動作や認知機能低下などの患者の要因が複合されて生じます。変形性股関節症による人工股関節全置換術後は、前方、後方アプローチともに脱臼が生じる恐れがあります。今回のケースでは、佐藤さんには認知症もあり、処方箋でも注意喚起されているため脱臼が生じる可能性が高く、**脱臼の防止を徹底する必要**がありました。後方アプローチでは、股関節屈曲、内転、内旋位で、前方アプローチの場合は、股関節過伸展、外転、外旋位で脱臼が生じます。この肢位を避けるために、病棟においても姿勢や動作、日常生活の注意や細かな指導が必要です。

3 理学療法がクリニカルパス通りに実施できず、歩行獲得に至らなかったことについて、理学療法士に問題はなかったか

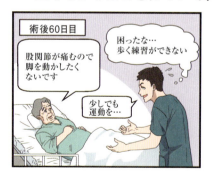

主治医による本人および家族への説明で、認知障害により屋外歩行の獲得は難しいですが、屋内伝い歩行獲得を目標にすることを伝えています。リハビリテーション実施計画書を交付して本人と家族から同意を得ていることから、クリニカルパス通りにいかないこと、歩行獲得が難しいことは家族側も理解していました。また、股関節脱臼は、手術を実施したことと認知機能の低下があることでリスクが高くなります。医療者側もチーム一丸となって、**本人・家族への監視、指導、生活環境の整備に細心の注意を図る必要**があること、**本人・家族には説明して協力してもらう**ことが重要です。

リハビリテーション医療においては、開始当初に現実的な目標設定をすることができていたとしても、不確実性があります。治療経過中に少しでも可能性があれば、**科学的根拠に基づいて目標設定や治療プログラムを変更する**ことが重要です。結果的に当初の目標通りのパフォーマンスが得られなかったとしても、そのような意思をもって実施していたかどうかが問われます。

法的観点から解説すると……

　詳しくは2章で説明しますが、過失は「**結果を予見できたか**」「**結果を回避できたか**」という観点から判断されます。そのため、過失の判断の中核を担うのは「**結果**」です。今回は、何を「**結果**」とみるべきでしょうか。

　一つ考えられるところでは、「佐藤さんが右股関節の脱臼を負ったこと」でしょう。それでは、この点に過失は認められるでしょうか。

　脱臼の原因となったのは、「佐藤さんがゴミをゴミ箱に入れようとしたこと」です。日常生活を送る上でゴミは出てきますし、ゴミをゴミ箱に捨てるのは当然のことです。そのため、仮にゴミ箱の位置が遠い、またはゴミ箱の位置がベッドから見て死角になっており、起き上がってゴミを入れるほかない位置にあるといったことなどを療太郎が知っていたにもかかわらず、何も対策（例えばゴミ箱を佐藤さんが寝ていても捨てられるように移動させるなど）をしなかった場合には、過失が認められる可能性は考えられます。

　一方で、佐藤さんは認知障害を患っています。認知障害が原因で、療太郎がゴミ箱の位置を説明しても忘れてしまい動いてしまうといったことがある場合には、このような患者側の事情も過失の判断の上では考慮されます。

　また昨今は、一人の患者に対して、多数の医療職種が関与するチーム医療が主流です。本件で例えば、佐藤さんにゴミ箱を動かす癖があるなどの事情がある場合は、療太郎だけがゴミ箱の位置を毎回元に戻す、では手が足りません。このような場合には、チームとして対応することが求められます。そのため、仮に共有事項を怠った場合などについては、過失が認められる可能性もあります。チームへの情報共有は念入りに行うよう心掛けてください。

1章◎理学療法士の波瀾万丈な日常〜トラブル事例を理学療法的観点・法的観点で考えてみよう〜｜　27

case 3 指示書の内容を超えた理学療法を提供したことによる事故

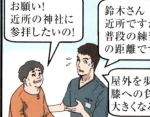
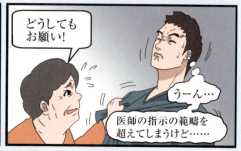
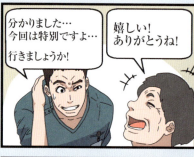
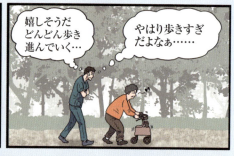
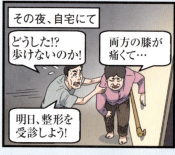
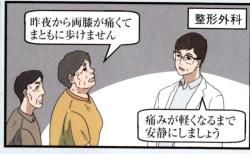
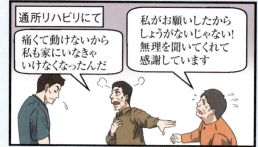
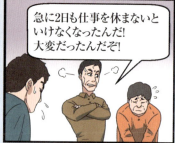

患者情報

健康状態：鈴木さん。75歳、女性。両膝変形性膝関節症による人工膝関節全置換術を受ける。

心身機能・身体構造：両上肢関節可動域（ROM）制限なし、両膝屈曲100、伸展0。両上肢筋力MMT5レベル、両下肢筋力MMT4レベル、両下肢の疼痛なし。心肺機能は問題なし。脂質異常症、高血圧あり。

活動：整容動作と起き上がり動作は自立、更衣は最小介助、入浴動作は最小介助、屋内歩行器歩行は自立。

参加：公民館の活動へ参加、通所リハビリテーションへの参加は意欲的。

環境因子：家族所有のマンションで夫との2人暮らし。経済的問題はなし。

個人因子：温厚で社交的な性格。

　鈴木さんは、通所リハビリテーションで週に1回理学療法を受けている。医師より理学療法の指示書が出されており、現在の生活水準の維持を目的に、関節可動域練習、筋力強化運動、屋内歩行練習の実施（10m程度）が指示され、両膝の痛みに留意することが明記されていた。

　この日も通常のプログラムを開始したが、鈴木さんから「近所の神社に参拝に行きたいので、外を歩きたい」と強い希望があった。療太郎は、指示の内容（10m程度の屋内歩行練習）から逸脱する実施内容に躊躇したが、鈴木さんの熱意に負けて実施することにした。鈴木さんはとても喜び、屋外に出て歩行器でどんどん歩き始めた。療太郎は「歩きすぎだ」とは思いつつも、疲労や痛みの有無を確認しながら歩行練習を続け、距離は100mほどに達した。

　その日の夜、鈴木さんの両膝に痛みが出現したため、骨折でもしたのではないかと家族が不安になり、翌日に整形外科を受診した。結果、骨折はしておらず、過度な運動をしたためではないかと説明を受け、痛み止めと湿布薬を処方され、安静の指示にて2日間歩くことができなかった。鈴木さんは、自分の希望通りに歩行練習をさせてくれたことに感謝しているが、鈴木さんの家族は介護のために仕事を休まなければならず、苦情が寄せられた。

1章◎理学療法士の波瀾万丈な日常〜トラブル事例を理学療法的観点・法的観点で考えてみよう〜 | 29

case 3

考えてみよう

1. 患者の担当理学療法士となった際に、あなたならどのように展開するか考えてみよう
2. 理学療法士は、患者から懇願されて屋外歩行練習を実施したが、この行為について考えてみよう
3. 理学療法士は、患者から懇願されたときにどのように対応すべきだったか考えてみよう
4. 理学療法士は、患者の家族からの苦情にどのように対応したらよかったか考えてみよう

ICFで考えてみよう

健康状態
- 75歳、女性
- 両膝関節膝関節症による人工膝関節全置換術

心身機能・身体構造
- 両上肢ROM制限なし
- 両膝屈曲100、伸展0
- 両上肢筋力MMT5レベル、両下肢筋力MMT4レベル
- 両下肢の疼痛なし
- 心肺機能は問題なし
- 脂質異常症、高血圧あり

活動
- 整容動作は自立
- 起き上がり動作は自立
- 更衣は最小介助
- 入浴動作は最小介助
- 屋内歩行器歩行は自立

参加
- 公民館の活動へ参加
- 通所リハビリテーションへの参加は意欲的

環境因子
- 家族所有のマンション
- 夫との2人暮らし
- 経済的問題はなし

個人因子
- 温厚で社交的な性格

A 理学療法的観点から解説すると……

1 患者の担当理学療法士となった際に、あなたならどのように展開するか考えてみよう

　理学療法では、理学療法評価を実施し、臨床推論に基づいて患者の心身機能および生活機能について最大限の向上を図ることを意識します。通所リハビリテーションでは、医療機関とは異なり、医学的情報が不足することがあり、地域在宅での**生活機能や生活の質（QOL）の向上を重視した理学療法**や、**非医学的情報の収集**が求められます。また、地域在宅の多様なスタッフや非医療職との**円滑なコミュニケーションや情報共有**も重要です。

　患者の心身機能や生活機能は日々変化するため、同じ内容の理学療法を漫然と繰り返すのではなく、**日々の評価と推論に基づいて治療プログラムを適宜変更していく**ことが求められます。さらに、必要に応じて**医師に理学療法に関する指示内容の変更を積極的に提案する**ことも重要です。

2 理学療法士は、患者から懇願されて屋外歩行練習を実施したが、この行為について考えてみよう

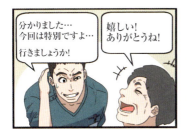

　今回のケースでは、指示書の内容を超えた理学療法の実施であることを療太郎も認識していながら、鈴木さんの強い要望に押されてそのまま実施してしまいました。医師は診察に基づいて疾病や障害の予後および医学的リスクを考慮し、理学療法の処方を出しています。その指示を超える行為は、治療効果が望めないばかりか、医学的リスクを高め、患者に傷害や疾患の悪化をもたらす危険性が高いです。

　理学療法士は医療の専門職である自覚をもち、国民に対して最良の理学療法を提供する責任を負っています。このため、理学療法の実施は患者の希望を最大限に考慮しつつも、科学的根拠に基づいて**患者の利益を最優先とし、**

医学的リスクを回避する形で行わなければなりません。このような行為は、医療専門職としてのプロフェッショナリズムを欠いたものだと言わざるを得ません。

3 理学療法士は、患者から懇願されたときにどのように対応すべきだったか考えてみよう

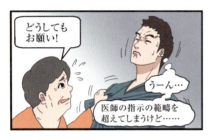

患者から今回のケースのようなことをお願いされたときは、理学療法は医行為、すなわち治療行為であり、医師の指示および理学療法評価に基づき、科学的根拠を踏まえて目標設定やプログラムの作成が行われていることを説明します。患者の置かれている環境や、より良くなりたいという意欲・向上心を尊重しながらも、医学的リスクが利益を大きく上回る状況では、本人の希望する内容について実施できないことを伝え、理解と納得を得るよう努めなければなりません。時には**良好な関係性を保ちながら、説得する**ことも必要となります。

4 理学療法士は、患者の家族からの苦情にどのように対応したらよかったか考えてみよう

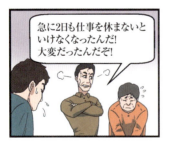

まずは、患者である鈴木さん本人に傷害が生じたこと、そして家族がその介護のために仕事を休まなければならない状況を生じさせてしまったことについて謝罪します。理学療法士は、患者および家族に対し、今回の不利益に至った原因や取るべき行動、再発防止の方策について丁寧に説明しなければなりません。たとえ患者本人の強い希望が引き金になったとしても、それを受け入れた責任は理学療法士にあり、専門職として**患者の利益を最優先に考えるべき**であったことを説明する必要があります。

また、患者本人が強く希望したことにより、ある程度の責任を感じて罪悪感を抱いている可能性があるため、患者と家族には全く落ち度がないことを伝え、家族内での緊張を和らげる配慮も必要です。

法的観点から解説すると……

　本ケースについては、2章6節（p.81）で詳しく解説します。ここでは、「理学療法」というのは「診療の補助」として理学療法を行うことができる（理学療法士及び作業療法士法第15条第1項）にすぎないということを覚えておきましょう。

＼　コ　ラ　ム　／

理学療法士及び作業療法士法とはどんな法律か？

　理学療法士及び作業療法士法は、理学療法士および作業療法士の資格を定めるとともに、その業務が適正に運用されるよう規律し、もって医療の普及および向上に寄与することを目的として制定された法律です。

　本法は1965（昭和40）年に施行されてから60年が経過し、その間に介護保険の導入や在宅医療の推進など、社会の変化が進み、さらに予防理学療法の発展もみられました。これに伴い、理学療法士の活躍の場や役割が大幅に拡大しています。

　しかし、保健・医療・社会福祉領域における時代の変化や理学療法士の役割の多様化に対し、現在の理学療法士及び作業療法士法が規定する理学療法の目的・対象・業務との間に乖離が生じています。そのため、時代のニーズに対応すべく、法改正の機運が高まっています。

1章◎理学療法士の波瀾万丈な日常〜トラブル事例を理学療法的観点・法的観点で考えてみよう〜｜　33

case 4 任せきりなどが原因となった理学療法士としての管理的課題

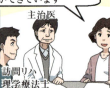

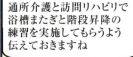
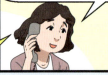
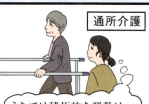
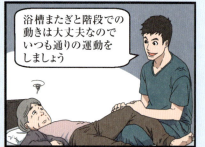

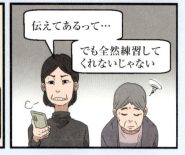

対象者情報

健康状態：山田さん。85 歳、女性。脳出血による右片麻痺、高血圧。

心身機能・身体構造：右運動神経麻痺、右上下肢ともブルンストローム・ステージ（Br-stage）V、左上下肢筋力 MMT4 レベル、四肢体幹とも ROM 制限なし、HDS-R 27 点、MMSE 28 点。

活動：セルフケア・起居動作は自立。浴槽の出入りは自立。屋内伝い歩きは自立、屋外杖歩行は最小介助で 10m 可能、階段昇降は自立、電話や SNS は利用可能。

参加：訪問リハビリテーション、通所介護を利用。

環境因子：自己所有の戸建（家屋改造済み）で 1 人暮らし。近隣に娘家族がおり、関係は良好。

個人因子：温厚で、社交的な性格。健康管理は良好。

　山田さんは、メディカ市民病院の訪問リハビリテーションを週に 1 回、他法人の通所介護を週に 2 回利用していた。浴槽またぎなどを含む日常生活動作全般における動作の安定化を目的に、療太郎が担当していた。介入当初に開催されたサービス担当者会議では、日常生活動作能力の向上を目標として、担当者間同士（本人・家族・主治医・理学療法士・通所事業所担当者・ケアマネジャー）で共通認識が図られた。

　この 6 カ月間、医師から定期の処方箋は出されているが、その内容の更新やサービス担当者会議はない。情報共有のため、訪問リハビリテーションにおける経過報告書やリハビリテーション計画書を担当ケアマネジャーに送付しているが、各事業所間の情報共有はされていなかった。

　2 ヵ月ほど前から、山田さんは浴槽の出入りや階段昇降が徐々に難しくなってきたと感じ始めたため、ケアマネジャーに相談した。その後、ケアマネジャーから療太郎に、浴槽へのまたぎ動作や階段昇降が不安定なので、訪問リハビリテーションでの動作練習をお願いしたいという連絡があった。

　療太郎は、浴槽をまたぐ練習や階段昇降を数回行ったが、円滑に実施できていたため、以後は従来通りのプログラムを漫然と実施していた。山田さんと家族は、ケアマネジャーを通して希望を伝えているが、意向を汲んでもらえず、不信感が強くなっていった。

1 章◎理学療法士の波瀾万丈な日常〜トラブル事例を理学療法的観点・法的観点で考えてみよう〜｜　35

case 4

 考えてみよう

1. 今回のケースにおいて、6カ月にわたる問題はないか、システム面について考えてみよう
2. 今回のケースにおいて、6カ月にわたる問題はないか、理学療法士について考えてみよう
3. 今回のケースにおいて、6カ月にわたる理学療法士の行動について考えてみよう

ICFで考えてみよう

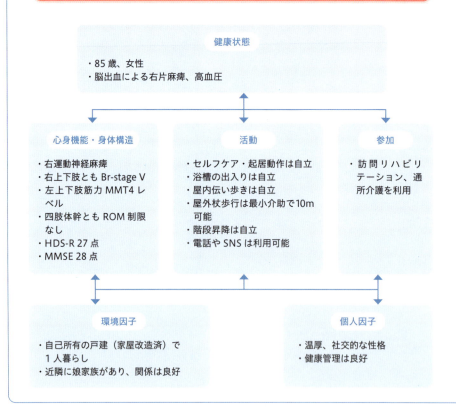

健康状態
- 85歳、女性
- 脳出血による右片麻痺、高血圧

心身機能・身体構造
- 右運動神経麻痺
- 右上下肢ともBr-stage V
- 左上下肢筋力MMT4レベル
- 四肢体幹ともROM制限なし
- HDS-R 27点
- MMSE 28点

活動
- セルフケア・起居動作は自立
- 浴槽の出入りは自立
- 屋内伝い歩きは自立
- 屋外杖歩行は最小介助で10m可能
- 階段昇降は自立
- 電話やSNSは利用可能

参加
- 訪問リハビリテーション、通所介護を利用

環境因子
- 自己所有の戸建（家屋改造済）で1人暮らし
- 近隣に娘家族があり、関係は良好

個人因子
- 温厚、社交的な性格
- 健康管理は良好

A 理学療法的観点から解説すると……

1 今回のケースにおいて、6カ月にわたる問題はないか、システム面について考えてみよう

今回のケースでは、初回の会議において、担当者間で共通認識が図られたものの、その後の情報共有や相互のコミュニケーションが不足し、6カ月間にわたり漫然と対応が続けられていました。

ケアマネジャーは、介護を必要とする高齢者や障害者が自立した生活を維持できるように、適切な介護サービスの提供を支援する専門職です。具体的には、担当者間との連携を図り、ケアプランの作成、介護サービスの調整、対象者や家族への相談対応・サポート、継続的な見守りをするなど、重要な役割を担っています。しかし、これらの責務が十分に果たされていない点が指摘されます。

さらに、理学療法士を含む関係者全員が、**対象者の最善の利益を確保するために不可欠な相互のコミュニケーションやチェック**を行わず、専門職としての責任や倫理的義務を果たしていないと言えます。

2 今回のケースにおいて、6カ月にわたる問題はないか、理学療法士について考えてみよう

理学療法士は、対象者が自立した生活を送ることを支援し、生活の質（QOL）の向上を目指して身体機能の改善や維持を促進する専門職です。しかし、理学療法士としての役割を十分に果たしていないと考えられる以下の三つの問題点が指摘されます。

①対象者本人がケアマネジャーに浴槽の出入りや階段昇降に関する相談を行う以前に、理学療法士としてそのような状況を事前に把握しておくべきであった点

②ケアマネジャーから浴槽の出入りや階段昇降に関する対応依頼を受けて、複数回行ったものの、動作能力に低下はみられないと判断して従来のプログラムに戻した点

1章◎理学療法士の波瀾万丈な日常〜トラブル事例を理学療法的観点・法的観点で考えてみよう〜 ｜ 37

③理学療法の処方内容が6カ月にわたって変更されず、その間主治医への報告やコミュニケーションが行われていなかった点

これらの指摘から、理学療法士はチームの一員として対象者の身体機能に関する責任を果たしておらず、職務を放棄していると言えます。

3 今回のケースにおいて、6カ月にわたる理学療法士の行動について考えてみよう

◉チームの一員である専門職の理学療法士

初回の会議において、日常生活動作能力が向上することを目標として担当者間で共通認識が

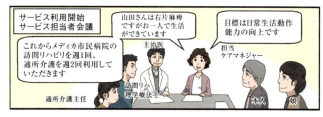

図られました。理学療法士には**理学療法評価や医学的知識に基づき、対象者の生活機能や運動機能の将来を見据えた介入**が求められます。生活期においても対象者の心身の状態は変化し得るため、日々の評価を基に介入方法を柔軟に調整する姿勢が必要です。

◉訪問リハビリテーションにおいての理学療法士の役割

訪問リハビリテーションは毎日実施されるものではないため、介入するたびに生活機能と運動機能を評価し、**前回や初回の評価、あるいは定期的な評価からの変化や運動機能の維持状況を把握すること**が重要です。運動機能の低下は、加齢や生活習慣による緩やかなものだけでなく、病気や事故を契機に急激に生じることも少なくありません。

運動機能と精神機能は相互に密接に関連しており、この相互作用を**心身相関**と呼びます。さらに、整容、移乗、移動、階段昇降などの身体機能は互いに関連しており、いずれかの動作に低下がみられると精神活動を含む生活機能全般に大きな影響を与えるため、**生活機能・運動機能・精神機能の評価と対応**が毎回求められます。

理学療法士は、運動機能の低下について対象者やケアマネジャーから指摘を受ける前に、**予後を考慮した適切な介入**を行う必要があります。また、**対象者の日常の生活環境を把握し、在宅や外出時に安全に実施できる運動や身体活動を指導する**ことも重要です。

　処方箋が6カ月間変更されなかった事実は、本人と関係のあるそれぞれの担当者のいずれにも不備があったことが考えられます。とりわけ、理学療法士は日ごろから主治医やケアマネジャーと連絡を密にし、現状の報告や指示内容の変更等を伝え続けることが求められますが、これらの欠如が一要因でもあり、対象者に対して漫然とした対応がなされていたと言わざるを得ないでしょう。

法的観点から解説すると……

　療太郎は、医療専門職としての職業倫理感に欠け、利用者に真摯に向き合っておらず、患者や他職種とも信頼関係を築いているとは言えません。日本理学療法士協会の**倫理綱領**（p.103）に照らしても、「理学療法を漫然と実施している」と、ほかの理学療法士からも非難されるでしょう。しかし、法律に違えるような違法行為、危害や損害を与えるような行為をしているかというと、そこまでは非難を受ける行為とは言えません。

　本件での問題点は、変化のない訪問リハビリテーションの常態化、治療のマンネリ化です。理学療法士は、「身体に障害のある者に対し、主としてその基本的動作能力の回復を図る」（理学療法士及び作業療法士法第2条第1項）ことを目的としている以上、患者の回復に資する処方が出ていないのであれば、少なくとも、医師に対して処方の見直しを具申するなど、目的達成に必要な措置を講じるべきであると考えられます。

1章◎理学療法士の波瀾万丈な日常～トラブル事例を理学療法的観点・法的観点で考えてみよう～｜　39

case 5　医師の指示がない状況での理学療法士としての指導範囲

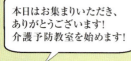
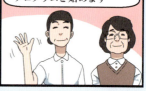
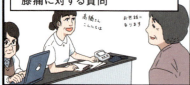
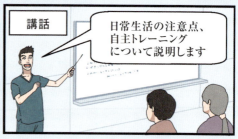
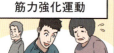
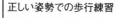
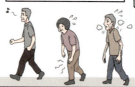

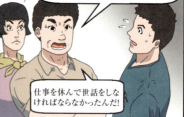

患者情報

健康状態：高橋さん。82歳、女性。変形性膝関節症。
心身機能・身体構造：両膝関節伸展−10°、左上下肢筋力MMT5レベル、HDS-R 26点、動作時に痛みあり。Visual Analogue Scale（VAS）3/10。
活動：セルフケア・起居動作は自立。移動は屋内外ともに自立。階段昇降などの日常生活動作（ADL）、手段的日常生活動作（IADL）は自立レベル。
参加：地域での介護予防教室に参加。
環境因子：自己所有の戸建で1人暮らし。息子夫婦が時々訪問する。息子夫婦との関係は良好。
個人因子：何でも一生懸命に取り組む。温厚、社交的な性格。健康管理は良好。

　メディカ市は、市民の健康増進を推進するため、介護予防教室をメディカ市民病院へ依頼し、週に1回開催している。運営は毎回、理学療法士、看護師、事務員の3名体制にて、療太郎は理学療法士として派遣されている。

　この日の教室は「膝痛予防」がテーマであり、市報を見た市民30名が参加した。最初に看護師によるバイタルチェック、健康に関する一般的事項や膝痛に対する質問を実施した。その後、理学療法士によるプログラムが開始され、日常生活の注意事項や自主トレーニングなどについての講話、膝関節周囲筋への筋力強化運動、正しい姿勢での歩行練習などの運動を行った。痛みや疲労感に留意しながら行うよう、注意を促しながら実施した。膝の痛みを訴える人や呼吸が荒くなる人、運動量に対して物足りないと話す人などさまざまな人が参加しており、療太郎は「参加者の身体能力に差がある」と感じた。

　教室開催から1週間後、参加した高橋さんから「前回指導された膝痛に対する自主トレーニングを実施したところ、日増しに両膝の痛みが強くなり、歩けないため、今日は参加できない」と連絡が入った。

　療太郎は高橋さんに対して、すぐに整形外科の受診を勧めた。診察の結果、変形性膝関節症の増悪と診断され、1週間の安静と薬物療法による治療が実施された。高橋さんの家族からは、指導した理学療法士に責任があるとして苦情があった。

1章◎理学療法士の波瀾万丈な日常〜トラブル事例を理学療法的観点・法的観点で考えてみよう〜 | 41

case 5

 考えてみよう

1. メディカ市の介護予防教室の運営についての問題点を考えてみよう
2. 理学療法士が介護予防教室を開催するにあたり、確認すべき医学的情報について考えてみよう
3. 介護予防教室のプログラム実施中に、理学療法士が注意・対応すべきことについて考えてみよう
4. 参加者からの連絡を受けて、理学療法士がとるべき行動について考えてみよう

◎今回のケースは個人を問題とするものではないため、「ICFで考えてみよう」は割愛します

 理学療法的観点から解説すると……

1 メディカ市の介護予防教室の運営についての問題点を考えてみよう

◉医行為としての理学療法が展開できるか・そうでないか

　介護予防教室の開催にあたり、行政（メディカ市）、理学療法士、依頼先機関（メディカ市民病院）、看護師、参加者、その他の団体および個人の契約状態、および医師の関与について確認する必要があります。療太郎の参加者に対する指導・行為について確認し、医師の指示の有無によって医行為としての理学療法が展開できるのか、指示がなければ、**医行為の範疇に入らない健康運動・健康指導にとどめることも考慮**しなければなりません。

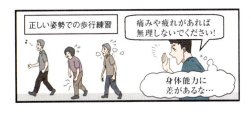

●参加者の様子と人数

　今回のケースでは、30名の参加に対して、理学療法士、看護師、事務員の3名で介護予防教室を実施しました。膝の痛みを訴える人や呼吸が荒くなる人など、実施に際して運動器や呼吸・循環器の不調を訴えており、**教室への参加や実施による増悪により、参加者の不利益が生じる恐れ**があります。

　今回のケースの問題点として、医師の診断や医学的管理下での遂行が必要な参加者が複数いる可能性が考えられます。また、そのような要監視の参加者が複数いる状況では、30名の集団全体に十分に目が行き届かず、不測の事態が生じた場合、対応が遅れる事態も想定されます。それを考慮すると、参加人数を減らす、あるいはスタッフを増員する必要があります。

●理学療法士と看護師だけでの実施・判断

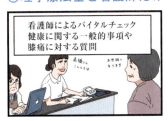

　医療的側面のチェックについて、バイタルサインや健康に関する一般的事項や膝痛に対する質問により、実質的には理学療法士と看護師による実施・判断となっています。開催前のスクリーニング検査でチェックされた参加者については、医療機関を受診し、医師からの指示を待って参加・実践するとよいと考えられます。

② 理学療法士が介護予防教室を開催するにあたり、確認すべき医学的情報について考えてみよう

　膝痛に関する理学療法評価については、次ページの【表3】の項目を実施して推論を経る必要があります。情報収集や理学療法評価により、変形性膝関節症や靭帯損傷など、それぞれの**既往歴、病態や症状の特徴を把握し、介入**しなければなりません。

【表3】膝痛に関する理学療法評価

①症状と病歴の評価
　痛みの特徴：疼痛の位置、強度、発症時期、持続時間、痛みの質
　日常生活への影響：歩行、階段昇降、座位からの立ち上がり時の膝痛
　既往歴とリスク要因：過去の外傷（膝の靱帯損傷や半月板損傷）、膝関節手術、炎症性疾患、肥満など

②視診と触診
　視診：歩行の様子、膝関節のアライメント（O脚、X脚）、筋萎縮や腫脹の有無
　触診：関節の熱感、圧痛の部位、滑液包や腱の腫れ

③関節可動域と筋力の評価
　可動域：可動域角度、異常な動き、クリック音
　筋力：下肢、特に大腿四頭筋

④特殊テストの実施
　靱帯の評価：Lachmanテスト、Pivot Shiftテスト、McMurrayテスト
　半月板の評価：Apley圧迫テスト、Thessalyテスト

⑤画像診断情報
　X線検査、磁気共鳴画像（MRI）検査、超音波検査などがあれば確認

⑥機能的評価と活動レベルの確認
　歩行評価、階段昇降、片足立ちなど

⑦患者のニーズ

3 介護予防教室のプログラム実施中に、理学療法士が注意・対応すべきことについて考えてみよう

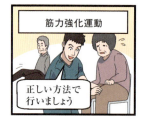

　教室の目的は、**集団で楽しみながら身体活動を促進し、健康増進や日常生活機能の向上、社会参加を促すこと**であり、膝疾患の治療を行うことではありません。

　理学療法士は、参加者一人ひとりの健康増進をサポートするため、理学療法評価により健康状態、身体機能、精神機能をチェックし、必要に応じて医療機関の受診を勧めると

ともに、ほかの専門職種と連携して健康に関する啓発を行います。

4 参加者からの連絡を受けて、理学療法士がとるべき行動について考えてみよう

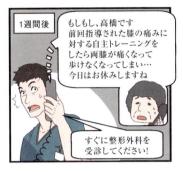

次回の開催に際し、症状の出現により休みの申し出があった際、直ちに医療機関の受診を勧めたことは、不利益を避けるための適切な対応だといえます。ただし、先週の教室終了後すぐに症状が出現しているため、**運動開始時はゆっくりと少しずつ行うこと、痛みのない範囲で行い過度の運動は控えることを強調する**必要があります。

参加者は真面目に取り組みすぎる傾向があるため、**具体的な回数や方法について指導し、少しでも痛みや心身の変化が見られた際にはすぐに運動を中止し、連絡をした上で医療機関を受診するよう指導**しておくべきです。

法的観点から解説すると……

市の要請に応じた介護予防教室には、多種多様な人が参加します。今後、膝痛になったときのために話を聞いておきたいという人から、現に膝痛に悩んでいる人まで、さまざまな人が参加すると考えられます。

このような場面における法的責任の有無は、**介護予防教室中にどのような話をしたか**という点が重要になってくると考えられます。出席した各人を十分に観察し、当人に適した治療の話ができればそれに越したことはありませんが、介護予防教室で話すことは、一般論が中心になってくるかと思います。

療太郎のように実践を交えた話をしても、それ自体に問題はありませんが、少なくとも、「自身に合っていないと感じたら直ちにやめること」や「痛みを感じたら直ちに医療機関に相談すること」などを十分な説明をした上で、実践することが望ましいと言えます。

case 6 脳血管障害患者のトランスファー練習中の転倒

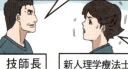
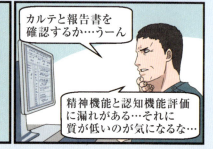
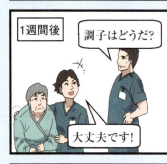
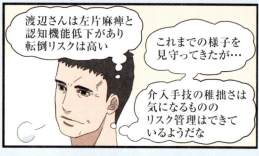
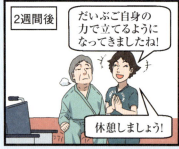
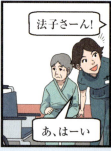
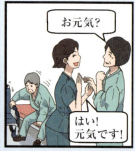
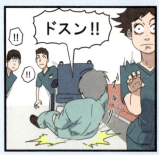
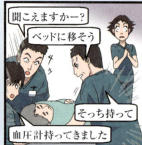
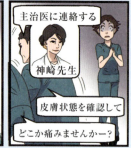

患者情報

健康状態：渡辺さん。70歳、女性。右中大脳動脈梗塞による左片麻痺、認知機能低下。
心身機能・身体構造：左運動神経麻痺、上下肢とも Br-stage Ⅲ、右上下肢筋力は MMT5 レベル、四肢体幹とも関節可動域（ROM）制限なし、左感覚神経上下肢とも中等度麻痺、意識障害なし、意欲・注意力低下あり。
活動：整容動作は要監視、更衣動作・起居動作は最小介助、移乗動作は中等度介助、座位保持可能、手すりを使用しての立ち上がり・立位保持は可能、手すりを使用しないでの立位保持・歩行は不可、コミュニケーションは可能。
参加：リハビリテーションには消極的。日中は一人ベッドで過ごすことが多い。
環境因子：持ち家で夫との2人暮らし。経済的問題はなし。
個人因子：大学を卒業しており、専業主婦。発症前は温厚で社交的。趣味はテニス。

　渡辺さんの入院当日、主治医の神経内科医である神崎先生より、ベッドサイドからの理学療法が処方された。技師長が新人理学療法士である法子に担当を振り分け、同日に情報収集、本人および家族との面談、開始時評価を実施した。技師長は法子の記載したカルテや報告書をチェックしたが、精神機能や認知機能評価の漏れや質の低さが気になっていた。

　1週間目からは、理学療法室で理学療法を実施することになった。介入手技の稚拙さが目立つもののリスク管理は一応できていたので、技師長は法子に時々声をかけ、見守っていた。

　2週間が経ち、運動神経麻痺の回復がみられ、バイタルサインも安定し、要介助で立ち上がることができるようになったことから、ベッドと車椅子の移乗動作、立位保持を中心に理学療法プログラムを進めた。プラットホームでの座位保持練習の休憩中、法子は近くにいた転倒の恐れのないほかの患者から声をかけられた。法子がその患者に気をとられているうちに、渡辺さんが立ち上がろうとして床に滑るように転倒してしまった。法子は気が動転し、何もすることができなかった。直ちに近くにいた療太郎やほかの理学療法士が駆けつけ、渡辺さんをベッドに横臥させ、バイタルサインのチェックと身体観察をするとともに、神崎先生へ連絡を入れた。

1章◎理学療法士の波瀾万丈な日常〜トラブル事例を理学療法的観点・法的観点で考えてみよう〜｜ 47

case 6

考えてみよう

1. 理学療法士は、脳血管障害患者の理学療法介入に際して、どのような情報収集や理学療法評価が必要であるか考えてみよう

2. 技師長は、新人理学療法士にどのような助言や指導をすべきか、以下の時点で考えてみよう
   ① 開始時評価およびカルテ・報告書をチェックした時点
   ② 1週間目、理学療法室で理学療法を実施した時点

3. 新人理学療法士、技師長、そのほかのスタッフが患者の転倒前後にすべき行為について考えてみよう

ICFで考えてみよう

健康状態
・70歳、女性　・右中大脳動脈梗塞による左片麻痺、認知機能低下

心身機能・身体構造
- 左運動神経麻痺
- 上下肢とも Br-stage Ⅲ
- 右上下肢筋力 MMT5 レベル
- 四肢体幹とも ROM 制限なし
- 左感覚神経上下肢とも中等度麻痺
- 認知機能低下
- 意欲・注意力低下

活動
- 整容動作は要監視
- 更衣動作・起居動作最小介助
- 移乗動作は中等度介助
- 座位保持は可能
- 立位保持・歩行は不可
- 手すりを使用しての立ち上がり・立位保持は可能
- コミュニケーションは可能

参加
- リハビリテーションには消極的
- 日中は一人ベッドで過ごすことが多い

環境因子
- 持ち家
- 夫との2人暮らし
- 経済的問題はなし

個人因子
- 大学卒　・専業主婦
- 発症前は温厚で社交的
- 趣味はテニス

理学療法的観点から解説すると……

1 理学療法士は、脳血管障害患者の理学療法介入に際して、どのような情報収集や理学療法評価が必要であるか考えてみよう

　初回時の情報収集および理学療法評価は、介入前に確認すべき重要な情報です。これらの情報は、目標設定、運動負荷の調整、運動中のリスク管理において不可欠であり、急性期脳血管障害患者に対する適切な運動療法を計画・実施するための基盤を形成します【表4】。

【表4】脳血管障害患者に対して収集すべき情報

①脳血管障害の種類と病態
　　診断、発症時間、経過の把握
②画像診断の結果
　　脳画像(CTやMRI)：損傷部位とその広がり、脳浮腫の有無、脳内出血や梗塞部位の確認、およびこれらに基づく機能障害の把握
③神経学的評価
　　意識レベル：グラスゴー・コーマ・スケール(GCS)
④総合的評価および運動機能評価
　　Fugl-Meyer Assessment(FMA)
　　National Institutes of Health Stroke Scale(NIHSS)
　　徒手脳卒中機能評価法(Stroke Impaiment Assessment Set[SIAS])
　　ブルンストロームステージ(Brunnstrom stage)
　　徒手筋力テスト(Manual Muscle Testing[MMT])
　　協調運動障害の評価(Scale for the Assessment and Rating of Ataxia[SARA]など)
⑤バイタルサインの安定性
　　血圧、心拍数、不整脈、経皮的動脈血酸素飽和度(SpO_2)
⑥合併症の有無
　　嚥下障害の存在、深部静脈血栓症(DVT)のリスク評価
⑦服薬状況
　　抗血栓薬(抗凝固薬、抗血小板薬)：運動中の出血リスクに関する注意
　　降圧薬およびその他の薬剤：運動中の血行動態に及ぼす影響

⑧既往歴および合併症
　既往歴：高血圧、糖尿病、心疾患（心房細動、心筋梗塞など）
　合併症：慢性腎不全、慢性呼吸器疾患などの全身状態に影響する疾患
⑨患者の自覚症状および機能状態
　痛みの有無：関節痛、筋痛の評価
　日常生活動作（ADL）の現状
⑩社会的状況
　家族の支援体制、家屋・経済状況の把握
⑪精神・心理的状態
　うつ状態の有無、認知機能の評価

2 技師長は、新人理学療法士にどのような助言や指導をすべきか、以下の時点で考えてみよう

①開始時評価およびカルテ・報告書をチェックした時点

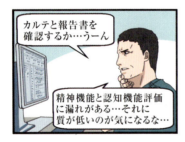

　技師長は、記載したカルテや報告書をチェックして、患者本人および家族への対応、医学的情報など他部門からの情報収集や理学療法評価全般の計測の未熟さ、精神機能や認知機能評価の未実施などを確認し、法子の理学療法士としてのスキルが未熟だと判断しています。

　今回のケースで、渡辺さんは右中大脳動脈梗塞による左片麻痺、認知機能低下と診断されています。身体機能・精神機能ともに、重度の障害と医学的リスクが高いと推察され、情報収集、理学的評価、リスク評価ともスキルを要します。法子はベッドサイドなど、理学療法室以外での実施では監視の目が届いていないため、**技師長などほかのスタッフが同伴し、臨床場面で実際のスキルを確認・指導する必要**があります。一定水準に達するまで指導者をつけたり、ベテランのスタッフとペアでの対応、担当の変更の検討などが必要です。また、職場の問題ととらえ、個人の自己研鑽とともに**職場内研修を実施**し、理学療法士の専門職としての能力向上に取り組む必要があります。

② 1週間目、理学療法室で理学療法を実施した時点

技師長は、「法子の理学療法手技の稚拙さは目立つものの、リスク管理は一応できている」という判断で、時々声をかけながら見守っていました。患者にとっての理学療法室での訓練は、運動負荷量や運動活動量、環境的な刺激が多くなります。そのため、リスク対応がきちんとできているか、介入手技スキルの確認と、**必要に応じての指導**が必要となります。

3 新人理学療法士、技師長、そのほかのスタッフが患者の転倒前後にすべき行為について考えてみよう

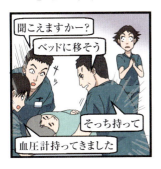

今回のケースでは、渡辺さんの活動レベルが上がり、移乗動作の練習を開始したこと、認知機能の低下があることにより、理学療法室および病棟においても、**起き上がりや座位からの移乗動作による転倒・転落のリスク**が高まっています。医療チーム全体で情報共有することと、本人および家族へも転倒・転落のリスクが高まっていることを伝え、**転倒防止のための指導**を徹底しなければなりません。

法的観点から解説すると……

◉ 今回のケースについて考えてみよう

今回のケースは、本書をすべて読んだ上で改めて考えてほしい事例です。ぜひ、法子に過失が認められるかどうかを考えてみてください。ここでは、皆さんが考える上で考慮してほしい事項について記載します。本書に記載した事例は、必要最小限の情報しか記載されていません。考えるときは「こういう場合はどうなるだろう」とさまざまな場合分けをしてみてください。具体的な思考方法については、2章6節（p.81）を参考にしてください。

●考慮する要素

　法子は、カルテや報告書の記載漏れや質の低さはありましたが、一応リスク管理はできていたようです。この点は、予見可能性を考える上でどのように評価できるでしょうか。

　今回のケースでは、「渡辺さんがどうして転倒したか」については特段記載がありません。それでは、仮に渡辺さんに認知機能の低下がみられた場合、法子がカルテに記載していないことは裁判上どのように評価されるでしょうか。証拠との関係についても考えてみてください。

　法子が、近くにいた転倒の恐れのない患者に気をとられていた点については、過失の判断の上でどのように評価されるでしょうか。

　今回のケースでは、「渡辺さんが負傷したかどうか」についての記載はありません。仮に渡辺さんが負傷していなかった場合、過失の評価に影響はあるでしょうか。また、仮に法子に過失が認められるとして、最終的に損害賠償の請求は認められるでしょうか。

●今回のケースに対する一つの考え方

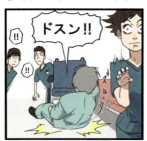

　今回の結果は「**渡辺さんが転倒したこと**」です。

　それでは、法子は「渡辺さんの転倒」を予見できたでしょうか。渡辺さんは、運動神経麻痺の症状がありました。また、入院から2週間が経ち、要介助で立ち上がることができました。このことから、渡辺さんは相当程度運動能力に不安がある状態であったといえます。そして、渡辺さんが転倒したのは、プラットホームでの座位保持練習中のことだったため、「渡辺さんは転倒しやすい位置にいた」と考えることができます。そうすると、運動能力に不安がある状態の中で、転倒しやすい場所にいる渡辺さんから目を離すことにより、**渡辺さんが転倒することは相当程度予見できる**と考えることができます。

　それでは、法子はどうすれば渡辺さんの転倒を防ぐことができたのでしょうか。

その答えは、「**渡辺さんの行動について注視すること**」です。法子はほかの患者に話しかけられて渡辺さんから目を離していますが、当該患者は転倒の心配のない患者だったため、法子が渡辺さんから目を離す合理的理由とはなりません。

以上のことから、法子に過失が認められる可能性があります。

また、渡辺さんが負傷したかどうかについてですが、基本的には賠償額の算定に用いられます。負傷の内容によっては、因果関係が問題となることが考えられます。

コ ラ ム

医道審議会

医道審議会は、厚生労働大臣の諮問機関であり、医師、歯科医師、薬剤師に関する資格・免許・懲戒処分などを審議する機関です。具体的には、資格の付与・取消し、免許の取り消し・停止、業務停止処分などを審議します。

理学療法士と作業療法士の資格・免許・懲戒処分などを審議する機関は、医道審議会理学療法士作業療法士分科会理学療法士作業療法士倫理部会で、行政処分について諮問されます。

1 章◎理学療法士の波瀾万丈な日常～トラブル事例を理学療法的観点・法的観点で考えてみよう～ | 53

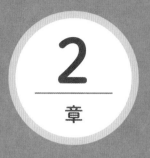

知れば知るほど
おもしろい
法律の世界

2章では、法律の基礎知識をわかりやすく取り上げました。そもそも法律とは何かといった基本的なところから、理学療法士が知っておきたい法律のあれこれまで、豊富な例えを用いて詳しくレクチャーします。

STORY

　理学療法士の療太郎は、業務中に患者にけがをさせてしまったり、リハビリテーションの結果について家族からクレームを受けたりと、さまざまなトラブルに巻き込まれました。これらのトラブルは法律的にも問題があったようですが、理学療法士としてどんな法律を知っておかなければならなかったか、よくわかりません。療太郎は、すっかり自信をなくしていました。

　療太郎が落ち込んでいる様子を、整形外科の中村医師が見かけ、相談にのってくれました。法律について詳しく学びたいなら、知り合いの弁護士を紹介してくれるそうです。

　療太郎はさっそく、弁護士事務所に向かい、理学療法士にとって大切な法律とは何かを教えてもらうことにしました。

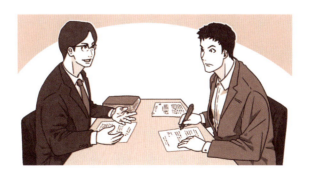

そもそも「法律」って何だろう？

1　なぜ「法律」を学ぶの？

法律を学ぶ意義

　本章では、いよいよ法律について詳しく見ていくことになります。

　それでは、**法律を学ぶ意義**とは何でしょうか。知識欲のため？　自分の身を守るため？　どれも間違いはないと思います（正解はないと思います）。筆者は、皆さんが「今後実務を行うにあたって、困ったり悩んだりしたときに、一つの道筋を示してくれる一つの指針」だと思っています。

　ところで、皆さんは「司法試験合格者」「弁護士」「裁判官」と聞いたら、どう思いますか？　弁護士である筆者は「頭がいいね」や「六法[*1]を覚えたの？　すごい」と言われたことがあります。まずはじめに誤解を解いておくと、「六法」なんて覚えていません！　司法試験では六法が配られ、それを見ながら設問に解答していくため、覚える必要はありません。

　とはいえ、相談者に「損害賠償請求をしたい」と言われた際に「民法の第709条に書いてあるなあ」と思うくらい、有名な条文についてはさすがに覚えています。しかし、「離婚の際に養子縁組をなくしたい」と言われた場合には「民法のどこかに書いてあったかな（あった気がする）……後で調べよう」と思い出す程度の知識です。

　それでは、法律を学んでいる人は何を学んでいるのでしょうか？

　それは、**法律の「解釈」**です。

法律を学ぶことが思考のヒントになる

　法律には、基本的に必要事項については網羅的に記載されていますが、それにも限界があり、絶妙に足りない部分や多義的な部分があります。このような記載の限界に対して、法律が何を意図して書かれてあるのか（**法律の趣旨**）を考えたり、先人たちが積み上げてきた議論をもとに法律を解釈していくのが、法学という学問です。

法律の趣旨を考え、先人たちの議論に触れることによって、皆さんが抱えている問題に一筋の光を示してくれるのではないかと考えています。本章でのねらいは、まさに皆さんに問題解決のための思考のヒントを提供することです。

　本章を読んでみると、「難しいな」と感じる人が多いと思います。わかりやすく書いたつもりではありますが、どうしても避けて通れない部分はあるので、ご容赦ください。

　とはいえ、法律は日本語で書かれていますし、何より法律を学んでいない人が読んでもわかるような記載でなければ、社会のルールとしての機能は果たせません。そのため、身構える必要は全くありません。「法律にはこんなことが書いてあるんだ」程度の気持ちで構わないので、まずは法律の扉を一緒に開いてみましょう。

　本章を読んで、1人でも法律に興味を持ってくれる読者が現れることを心よりお待ちしております。

　それでは、2章「知れば知るほどおもしろい 法律の世界」の開幕です！

2　そもそも「法律」って何？

　皆さんは、子どもから「法律って何？」と聞かれたとき、どのように答えますか？「皆のルール」や「社会生活を送る上で守るべきルール」など、さまざまな答えがあると思いますが、多くの人は「国民が遵守すべきルール・規則」ということを子どもにもわかるように伝えるのではないでしょうか。

　おおむね、皆さんの考えている答えで問題ありません。もっとも、正確にいえば法律とは「国家の強制力を伴う社会的規範」などというように定義されます。

　とはいえ、堅苦しく覚える必要はないので、**「皆が守るルール」**とか**「社会生活を送る上でのルール」**と覚えてもらえればよいと思います。

3　「法律」に種類はあるの？

　例えば、「器物損壊罪で損害賠償請求したらいいのに」や「業務上過失致死罪で慰謝料請求したらいいのに」と聞いたとき、もしくは、インターネットでこのような記載を見つけたとき、皆さんは違和感を覚えますか？

　実は、このような「器物損壊罪で損害賠償請求したらいいのに」という記載に

2 章◎知れば知るほどおもしろい 法律の世界｜ 57

は少しおかしなところがあるのです。その理由は「法律の種類が違う」からです。

法律の種類には大きく分けて二つの種類があります。それは、①**公法**と、②**私法**です【図1】。

【図1】公法と私法

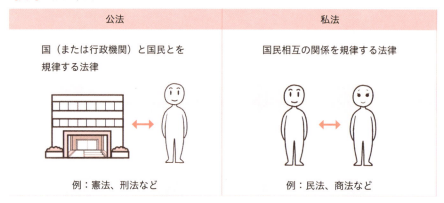

公法

公法とは、大まかにいうと国（または行政機関）と国民とを規律する法律です。皆さんが聞いたことのある法律の中では、「**憲法**」や「**刑法**」がこの種類に属します。「器物損壊罪で損害賠償請求したらいいのに」という言葉の中では、「**器物損壊罪**」（刑法第261条）が刑法であり、公法に当たります。

私法

私法とは、国民相互の関係を規律する法律です。皆さんが聞いたことのある法律では、「**民法**」や「**商法**」がこの種類に属します。「器物損壊罪で損害賠償請求したらいいのに」という言葉の中では「**損害賠償請求**」（民法第415条、第709条など）が私法の部分に当たります。

というわけで、「器物損壊罪で損害賠償請求したらいいのに」という言葉には、公法と私法が混ざっていることになります。

理学療法士に関連する法律はどっち？

それでは、皆さんに関係のある「**理学療法士及び作業療法士法**」はどちらに含まれるのでしょうか。法律の目次をざっと見てみると、以下のように書いてあります。

　第一章　総則
　第二章　免許
　第三章　試験
　第四章　業務等……

ここから、「理学療法士及び作業療法士法」は、「どのような人に理学療法士の免許を与えるのか」「その際の試験はどのように運営するのか」を規程する法律であるといえそうです。そして、免許を与えるのは「厚生労働大臣」（第3条）であるため、行政機関が試験合格者に対して免許を与えるという建て付けになっています。つまり、厚生労働省と国民（理学療法士試験を受けた方およびその合格者）を規律する法律といえます。

以上から、「理学療法士及び作業療法士法」は、①公法に属すると考えることができます。

＊1：六法とは、①憲法、②民法、③刑法、④商法、⑤民事訴訟法、⑥刑事訴訟法の六つを言います。①は、国民の権利義務を定めたもののみならず、国の統治のあり方、法を作る上での手続きを規定しています。②③④については、実体法といい、権利の内容や発生、消滅のなどの要件を規定しています。⑤⑥については、手続法といい、裁判の流れや証拠の取り扱い方法などについて規定しています。法律は、実体法と手続法という分け方もできるのです。

まとめ

・法律には種類がある
・「理学療法士及び作業療法士法」は、公法に分類される

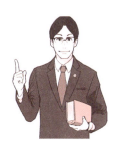

2章◎知れば知るほどおもしろい 法律の世界 | 59

\ コ ラ ム /

法的責任には種類がある！

　法律に種類があるという話をしましたが、法的責任についても種類があります。具体的には、

①民事責任
②刑事責任
③行政処分
④組織内での処分　です。

■ 民事責任

　民事責任については、本節でも取り上げた民法第415条や第709条がこれに当たります。基本的には、損害を被った相手方に対して、被った損害がどのようなものであれ、お金で賠償するというものです（金銭賠償の原則）。

■ 刑事責任

　刑事責任については、本節でも取り上げた「**器物損壊罪**」（刑法第261条）や「**業務上過失傷害罪**」（刑法第211条）がこれに当たります。民事責任とは異なり、国が犯罪者に対して罰を課すことになります（**公法**）。そのため、罰金は被害者に対して支払われるものではなく、国に徴収されるという点で、民事上の責任とは大きく異なります。

■ 行政処分

　行政処分とは、「公権力の主体たる国または公共団体が行う行為のうち、その行為によって、直接国民の権利義務を形成し、またはその範囲を画定することが法律上認められているもの」のことをいいます。定義としては難しいですが、ここではひとまず**資格の付与や剥奪**のことと考

えてもらえればよいと思います。理学療法士に関する行政処分について、詳しくは2章8節（p.93）で取り上げたいと思います。

組織内での処分

組織内での処分は、組織内の定款や約款等で定められている処分で、いわゆる**懲戒**や**減給**といった処分のことをいいます。

一つの違反行為 ≠ 一つの処分

これらの責任は、一つの違反行為について一つしか適用されないというものではなく**重畳的に適用**されます。

例えば、仮に横領事件を起こした場合には、①会社は、横領した者（横領者）に対して、会社が被った損害を賠償してもらうために民事責任を問い、②横領は刑事罰が定められているので、刑事上でも責任を問われます（刑法第252条）。また、③仮に横領者が理学療法士であれば、免許取消しの可能性もありますし（理学療法士及び作業療法士法第7条第1項、第4条第1号）、④横領者をいつまでも病院内においておくわけにはいきませんから、懲戒などの組織内の処分が下る可能性もあります。

このように、**一つの行為だけでもさまざまな処分が下る**ことになります。今行っている行為が法に触れていないかどうか判断するためにも、法を学ぶ意義はあります。ぜひ、自身の身を守るためにも、本書で少しでも「法」というものに慣れていただけると嬉しいです。

法律はいつ「発動」するの？

1　「要件」と効果

■ **カードゲームでイメージすると……**

　皆さんはカードゲームをしたことはありますか？　有名な某カードゲームは、最近はルールが複雑になっているようですね。某カードゲームのルールにおいても、例えば「このカードが場に出されたとき」に「場のカードを１枚破壊する」といったように、「このカードが場に出る」ことを要件に「場のカードを１枚破壊する」という効果が発生します。

■ **トランプでイメージすると……**

　カードゲームをしない人は、トランプの大富豪（大貧民）をイメージしてください。おそらく地域差の出ない「革命」というルールを例にしたいと思います。
　基本的に、大富豪は前のプレイヤーが場に出した数字よりも大きな数字（3～10、J、Q、K、A［1］、2の順で強い）を手札から出すゲームです。しかし「革命」は、同じ数字のカード（またはジョーカーを含む）を４枚以上出した場合に強さが逆転する（2、A［1］、K、Q、J、10～3の順で強くなる）という一発逆転の効果をもちます。ここでは「トランプの同じ数字のカード（またはジョーカーを含む）を４枚以上場に出す」という要件を満たした場合に「強さが逆転する」という効果が発生します。もし、ジョーカーを含む・含まないなどの点で地域差があったらすみません。

■ **法律も同じように考えよう**

　法律においても、この**要件**と**効果**というものが記載されています。
　例えば、皆さんは町を歩いているときにすれ違った人から急に「あなたに損害賠償請求をします」と言われたことはありますか？　おそらく、そんな経験をした人はいないと思います。どうしてそんな経験がないかというと、「ただすれ違っただけ」では、損害賠償請求の要件を満たしていないからです。

それでは、どのような要件を満たせば、損害賠償請求の責任を負うのでしょうか。ここからは、皆さんに関係のある2章1節（p.56）で紹介した民法第415条および第709条について見てみたいと思います。

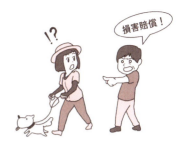

損害賠償請求の「要件」

> 民法
> 第415条（債務不履行による損害賠償）
> 　<u>債務者がその債務の本旨に従った履行をしないとき又は債務の履行が不能であるとき</u>は、債権者は、これによって生じた損害の賠償を請求することができる。ただし、その債務の不履行が契約その他の債務の発生原因及び取引上の社会通念に照らして債務者の責めに帰することができない事由によるものであるときは、この限りでない。
> 第709条（不法行為による損害賠償）
> 　<u>故意又は過失によって他人の権利又は法律上保護される利益を侵害した者</u>は、これによって生じた損害を賠償する責任を負う。

　第415条第1項を見てみると、「債務者がその債務の本旨に従った履行をしないとき又は債務の履行が不能であるとき」は、「損害の賠償を請求することができる」という建て付けになっています。そのため、損害賠償の発生要件は「債務者がその債務の本旨に従った履行をしなかった」または「債務の履行が不能であるとき」となった場合といえます。
　一方、第709条を見てみると、「故意又は過失によって他人の権利又は法律上保護される利益を侵害」した者は、「損害を賠償する責任を負う」という建て付けになっています。そのため、損害賠償請求の発生要件は「**故意または過失によって、他人の権利または法律上保護される利益を侵害**」することといえます。

2章◎知れば知るほどおもしろい 法律の世界｜63

2 **要件を分解してみよう**

■ **不法行為による損害賠償請求**

　まずは、第709条の「不法行為による損害賠償」の要件について、詳しく見てみましょう。この要件は、以下のように分解することができます。

　Ⅰ　故意または過失

　Ⅱ　他人の権利または法律上保護された利益の侵害

　Ⅲ　損害

　Ⅳ　因果関係

　ⅠとⅡについては、条文に記載している通りです（p.63）。

　Ⅲについては、損害が発生していなければ賠償するものがないので、「**損害がどれだけ発生しているのか**」が要件になります。

　Ⅳについては、この損害が他人から受けた故意または過失による権利侵害に起因していなければなりません。条文上では「よって」という文言が**因果関係**を示しているため、因果関係についても条文上に記載されていることになります。

　以上からわかる通り、**要件は基本的には条文に記載されています。**

　第709条については、次節以降でこの損害賠償の要件のうち、「Ⅰ　故意または過失（過失を中心に）」「Ⅳ　因果関係」について詳しく見ていきます。

■ **債務不履行による損害賠償請求**

　次に、第415条の「債務不履行による損害賠償」の要件について見ていきたいと思います。

　Ⅰ　契約の締結

　Ⅱ　債務の本旨に従った履行をしないときまたは債務の履行が不能である

　Ⅲ　因果関係

　Ⅳ　損害

　なぜ、条文の順番通り紹介しなかったかというと、第415条には条文には書かれていない要件が隠れていたからです。第415条では「Ⅰ　契約の締結」が**条文に書かれていない要件**となります[*1]。

　それでは、どうして条文に書かれていないのに要件となっているのでしょうか？

それは、第415条の損害賠償請求を行う上で「**前提**」となっているからです。第415条の法律の趣旨は、契約が締結され、それが債務者のせい[*2]で契約の目的を達成できなかった場合に、達成できなかった責任をとってもらうというものです。そのため、そもそも契約が締結されていなければ、契約の目的達成の責任を追及することはできませんよね。このような理由によって、条文には書かれてはいませんが、「Ⅰ　契約の締結」というものが損害賠償請求の要件となっているわけです。

　そして、損害賠償を請求するためには、その契約を達成するにあたってなんらかの不具合が起こっていなければなりません。これは「Ⅱ　債務の本旨に従った履行をしないときまたは債務の履行が不能である」の部分です。具体的にどのようなものが「債務の本旨に従った履行をしない」となるのか「債務の履行が不能」となるのかについては、2章5節（p.77）で詳しく見ていきたいと思います。

　最後に、因果関係と損害については、第709条で解説した通り、「よって」の部分です。

＊　　＊　　＊

　このように、要件がすべて記載されていない条文はまれに存在します。しかし、書かれていないことには理由があり、今回は「**損害賠償請求をする前提**」だからです。それでは、どのように考えたら、この「隠された要件」を発見できるでしょうか。いちばんの手がかりは、今回第415条で紹介したように**その条文の趣旨・理由について考えてみること**です。

＊1：条文上では「債務者が」と記載されているため、債務者の立場になるための要件が必要だということはわかります。そういった意味では、条文に記載がされていると読めないこともありませんが、そのままは記載されていません。
＊2：「○○のせい」や「○○の責任」のことを「帰責事由」といいます。第415条第1項但し書きに記載があります。ちなみに「ただし……」という部分を、法律上は「但し書き」と呼びます。

2章◎知れば知るほどおもしろい 法律の世界 | 65

まとめ

- 法律は、要件と効果に分かれる
- 第709条の要件は、「Ⅰ 故意または過失」「Ⅱ 他人の権利または法律上保護された利益侵害」「Ⅲ 損害」「Ⅳ 因果関係」である
- 第415条の要件は、「Ⅰ 契約の締結」「Ⅱ 債務の本旨に従った履行をしないときまたは債務の履行が不能である」「Ⅲ 因果関係」「Ⅳ 損害」である

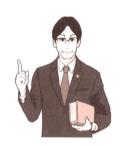

コラム

刑事事件における犯罪の成立要件①

　ここでは、刑事事件における犯罪の成立要件についてお話ししたいと思います。

　刑事事件においては、①構成要件該当性、②違法性、③有責性の3点がそろった場合に、刑罰が科されます。ここでは、①構成要件該当性についてお話ししたいと思います。

　①構成要件該当性とは、誤解を恐れずに言うと、「条文に記載している要件を充足しているか」ということです。例えば、「業務上必要な注意を怠り、よって人を死傷させた者は、5年以下の拘禁刑又は100万円以下の罰金に処する」（刑法第211条）の業務上過失致死傷罪の場合、(1)業務上、(2) 必要な注意を怠った、(3) 因果関係（「よって」の部分）、(4) 死亡または負傷させたことになります。

　先ほど「誤解を恐れずに」とお話しした理由は、刑法では、構成要件該当性の中で、ⅰ) 行為、ⅱ) 結果、ⅲ) 因果関係、ⅳ) 故意過失を判断します（条文にすべて書かれていない場合があります）。ⅰ) 〜ⅲ) までが客観的要素、ⅳ) が主観的要素と言われます。上記の業務上過失致死傷罪の場合、ⅰ) =(1)(2)、ⅱ) =(4)、ⅲ) =(3)、ⅳ) =(1)(2) となると考えられます。

3 民法第709条の要件①「過失」

1 そもそも「過失」って何？

まずはじめに、「**過失**」について詳しく見ていきたいと思います。皆さんの中には「え？ 故意は？」と思う人がいるかもしれません。確かに順番通り説明するのであれば、故意からなのですが……。筆者としては、故意に患者を傷つける理学療法士はいないと信じているので、思い切って割愛したいと思います。

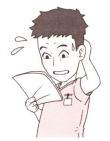

「過失」について、どのようなイメージをもっていますか？「不注意」や「うっかりミス」というイメージをもつのではないでしょうか。おおむね、その認識で問題ありません。

法律上の定義では、「**結果発生の予見可能性がありながら、予見の発生を回避するために必要な行為を講じなかったこと**」[1] と定義されます。なんとなくイメージがつきそうですが、少し抽象的ですよね。それでは、医療業界における過失の判断基準について詳しく見ていきましょう。

2 医療業界における過失の判断基準

過失の定義は「結果発生の予見可能性がありながら、予見の発生を回避するために必要な行為を講じなかったこと」なので、その判断には「結果発生の具体的危険性を予見できたか（**予見可能性**）」「予見した結果について、回避することはできなかったのか（**回避可能性**）」を検討していくことになります。そして、この予見可能性・回避可能性を検討する上で必要となってくる観点が、「**診療当時のいわゆる臨床医学の実践における医療水準**」**に従って予見できたのか・結果を回避することができたのか**という点になります。これは、いわゆる「**医療水準論**」といわれるものです[*1]。

2章◎知れば知るほどおもしろい 法律の世界 | 67

それでは、ここでいう「医療水準」とはどういうものなのでしょうか。判例（p.69）は、「医療水準は、医師の注意義務の基準（規範）となるものであるから、平均的医師が現に行っている医療慣行とは必ずしも一致するものではなく、医師が医療慣行に従った医療行為を行ったからといって、医療水準に従った注意義務を尽くしたと直ちにいうことはできない」としています[*2]。

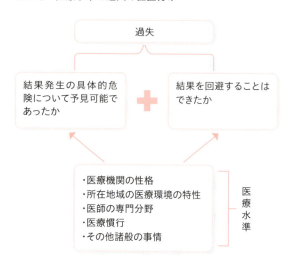

【図2】 医療水準と過失の位置付け

この「医療水準論」と過失の位置付けについては種々見解があるところです。そこで本書では、【図2】に示すように「**医療水準論は、過失の予見可能性・結果回避可能性などを認定していく上での要素である**」という立場としたいと思います。

＊1：最判平成7年6月9日：判夕883号92頁
＊2：最判平成8年1月23日：判夕914号106頁

> **まとめ**
> ・過失とは、「結果発生の予見可能性がありながら、予見の発生を回避するために必要な行為を講じなかったこと」である
> ・医療事件において、過失の判断には医療水準が使用される

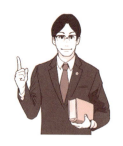

引用・参考文献
1) 潮見佳男. "不法行為". 民法（全）. 第3版, 有斐閣, 2022, p.504

コラム

「判例」って何？ 実際の例で考えてみよう

そもそも「判例」って何？

そもそも、**判例**とはどのようなものかご存じでしょうか。イメージとしては「裁判所が出した判決内容」と思う人が多いと思います。しかし、実際には「判例」は「最高裁判所」が実際に起こった事件に対して示した法律判断のこと、つまり「判例」は**「最高裁判所」が出した判決**を意味します。

それでは、そのほかの裁判所（地方裁判所や高等裁判所など）が出した判決については、何と言われるのでしょうか？ こちらは「**裁判例**」と言われています。

最高裁判所とそのほかの裁判所の違い

「判例」と「裁判例」の違いを解説する前に、最高裁判所とそのほかの裁判所の違いについて少し説明したいと思います。ご存じの通り、日本は三審制（一審・控訴審・上告審）をとっているため、一つの事件について3回まで裁判をすることができます。しかし、一審・控訴審と上告審では少し裁判の内容が異なってきます。

一審・控訴審は「**事実審**」といわれ、法律問題（問題となっている法律の解釈）だけでなく、事実問題（例えば、不倫があったかどうかや、証言が信用できるかどうかなど）についても審理・認定の対象となります。一方で、上告審は法律問題のみが対象となっています。

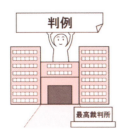
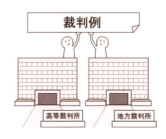

勘の良い人はすでに「判例」と「裁判例」の違いについてお気づきか
もしれませんが、最高裁判所は基本的に上告審を取り扱うため、**法律問
題に対して判断を下す**ことになります。そのため、最高裁判所が出した
「判例」というものは、後の法の解釈に影響を与えるため、問題となっ
た法の先例としての意味を有することになり、ほかの裁判所が出した「裁
判例」とは大きく異なります。したがって、**「判例」には後の法の解釈
に影響を与えるという意味で大きな意義がある**のです。

実際の判例で考えてみよう

　それでは、実際に判例を見てみましょう。ここで紹介するのは、2章
3節（p.67）で取り上げた医療水準論について言及した、「未熟児網膜症
事件」についての判例です。

事案の概要

　未熟児として出生したAは、出生当日、Zが設営する甲病院に転院した。
その際、Aおよびその両親とZとの間で、Aの保育・診断・治療等を内容
とする診療契約が締結され、X医師らがAの担当医師となった。XはAに
対し、状況に応じて酸素投与等の処置を行い、Aは出生してから72日後に
退院したが、その間、Aに対する眼底検査（甲病院の眼科のY医師が担当）
は出生16日後に実施されたのみであった。退院後、Aは、Y医師により異
常の疑いありと判断され、Y医師に紹介された乙病院において、未熟児網
膜症と診断された。
　問題点は、X医師・Y医師がAに対して光凝固法の施術を念頭に置いて
適宜の眼底検査をせず、これらを受けさせるために転院させることもしな
かった点に、過失が認められるか否かという点であった。

以下は、判例の要素の部分を抜粋した「判旨（はんし）」というものです。

判旨

1　本件診療契約に基づき、人の生命および健康を管理する業務に従事する
者として、危険防止のために経験上必要とされる最善の注意を尽くしてA
の診療に当たる義務を負担したというべきである[*1]。そして、右注意義務
の基準となるべきものは、診療当時のいわゆる臨床医学の実践における医
療水準である。
2　ある新規の治療法の存在を前提にして、検査・診断・治療等に当たるこ
とが診療契約に基づき医療機関に要求される医療水準であるかどうかを決
するについては、当該医療機関の性格、所在地域の医療環境の特性等の諸

般の事情を考慮すべきであり、右の事情を捨象して、すべての医療機関について診療契約に基づき要求される医療水準を一律に解するのは相当でない。そして、新規の治療法に関する知見が当該医療機関と類似の特性を備えた医療機関に相当程度普及しており、当該医療機関において右知見を有することを期待することが相当と認められる場合には、特段の事情が存しない限り、右知見は右医療機関にとっての医療水準であるというべきである。

　それでは、この判例を紐解いてみましょう。
　判例では、判旨の1において注意義務の基準は「診療当時のいわゆる臨床医学の実践における医療水準である」としています。ここで着目したい点は、**①注意義務は臨床医学の実践における医療水準が基準となること、②基準となる医療水準の時期は診療当時のものであること**です。
　①の医療水準をどのように決定するかは、判旨の2に記載されています。判旨の2によると、「診療契約に基づき医療機関に要求される医療水準であるかどうかを決するについては、当該医療機関の性格、所在地域の医療環境の特性等の諸般の事情を考慮すべき」とされています。ここでいう「諸般の事情」とは、例えば、当該医療機関の規模（病床数）や設備の充実性、地域における当該病院の役割（例えば、特定機能病院や地域医療支援病院など）、診療当時における治療方法の一般性（理学療法士がとった治療方法が、独自の見解に基づくものではなく、一般的に普及したものであったのか）、治療方法の有効性などが含まれてくると考えられます。
　判例には**判断の基準**が示されており、これを法律用語では「規範」といいます。今回の場合は、「右注意義務の基準となるべきものは」から始まる 〜 の部分です。そして、「医療機関に要求される医療水準であるかどうかを決するについては」から始まる ＿ の部分は、**「規範」を考える上での考慮要素**という位置付けになります。これを法律用語では**「下位規範」**といいます。
　誤解を恐れずにいうと、判例は**「法律問題についての裁判所からの回答」**です。判例を読む際には、どの法律の解釈が問題となったのか、それに対して裁判所はどのような基準をもって判断したのかということをチェックしてください。

＊1：最高裁昭和36年2月16日第一小法廷判決・民集15巻3号244頁

2章◎知れば知るほどおもしろい 法律の世界 ｜ 71

4 民法第709条の要件②「因果関係」

1 そもそも「因果関係」って何？

皆さんは「風が吹けば桶屋が儲かる」ということわざを聞いたことはありますか？ 聞いたことがない人もいると思うので、少し紹介させてください。

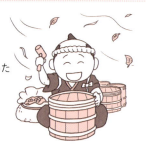

風が吹けば桶屋が儲かる
①風が吹いて、ほこりが立つ
②ほこりが人の目に入ると、失明する人が増える
③当時、失明した人は三味線を弾いて生計を立てる人が多かった
④三味線の胴を張るために、ネコの皮が必要になる
⑤ネコの皮の需要が増えるとネコが減り、ネズミが増える
⑥ネズミが桶をかじるので、桶の需要が増える
⑦桶屋が儲かる

「そんなばかな」と思う人が多いと思いますが、以上から転じて「一見何の関係もないようなところから、意外なところに影響が出る」という意味のことわざとなっています。

そして、「風が吹く」という原因によって「桶屋が儲かる」という結果が発生したということになるので、「風が吹けば桶屋が儲かる」ということわざは、しばしば因果関係の例として挙げられることがあります。

しかし、例えば患者が病院の庭にいたところ、風が吹いて目にゴミが入り、その痛さのため目を閉じたまま庭を歩いていたところ、そのとき運悪くふたが外れていた側溝に足を入れてしまい、つまずいて転んでけがをしてしまった……という場合にまで、理学療法士の皆さんが患者の転倒の責任を負うというのは、何だか腑に落ちませんよね。

それでは、**因果関係**とはどのように判断されるのでしょうか。

2 「因果関係」はどう判断するの？

条件関係

さて、因果関係の判断基準をお話しする前に、もう一度、民法第709条の条文を見てみましょう。

> 民法
> 第709条（不法行為による損害賠償）
> 　故意又は過失によって他人の権利又は法律上保護される利益を侵害した者は、これによって生じた損害を賠償する責任を負う。

2章2節（p.62）で、条文上で因果関係を示す文言は「よって」であるということをお話ししました。皆さん、お気づきになりましたか？　そうです。第709条には「よって」という文言が2カ所使われているのです。つまり、第709条では、因果関係の判断が2回行われることになります。具体的には、以下の通りです。

①行為者の「故意または過失」が原因で、「他人の権利または法律上保護される利益を侵害」したという結果が発生したこと

②「他人の権利または法律上保護される利益を侵害」したことが原因で、「損害」が発生したこと

　このことから、因果関係には、①行為者の故意または過失による権利侵害という「**不法行為が成立するかどうか**」という観点、②不法行為責任が生じるとして、どこまでの責任を負うかという「**責任の範囲**」の観点の二つがあることがわかります。

　それでは、①②で因果関係の判断内容は変わってくるのでしょうか？　この点については、基本的に違いはありません。因果関係は、条件関係があるかという観点から判断されます。条件関係というのは「**あれなければこれなし**」という関係にあるもののことをいいます。

　もっとも、条件関係のみで考えると、先ほど述べた目にゴミが入った患者がけがをしてしまった事例でも、条件関係は認められることになります。風が吹かなければ（あれなければ）、患者がつまずいて転ぶことはなかった（これなし）からです。そのため、**条件関係のみではすべてに不法行為が成立し得ることになり、**

2章◎知れば知るほどおもしろい 法律の世界 | 73

適切な責任の範囲をはっきりと決めることはできません。

相当因果関係

そこで、条件関係を限定的に解釈し「**社会通念上、その行為から結果が発生することが相当と認められる関係**」といえる場合に責任を負う、というようにしました。これを「**相当因果関係**」といいます。

先ほど述べた事例でいうと、側溝のふたが外れていたことについては理学療法士には何の責任もありません。そうすると、「患者の転倒の責任を理学療法士に負わせる」ということは、社会通念上妥当ではありません。このように、相当因果関係は、誤解を恐れずにいうと、「あれなければこれなし」という条件関係に「**通常そのようなことが起こりうるか**」という観点を追加して判断するものとなります。

3 「因果関係」はどう立証するの？

「相当因果関係がある」と判断するには……

因果関係の判断は、「相当因果関係」で判断されるということがわかりました。それでは、裁判所はどのようにして相当因果関係「あり」と判断するのでしょうか。

裁判所が判断を下す際には、三つの鉄則があります。

①**裁判所は、当事者の主張していない事実を認定することはできない**

②**裁判所は、当事者間に争いのない事実はそのまま認定しなければならない**

③**裁判所は、争いのある事実については証拠をもって認定しなければならない**

損害と不法行為に相当因果関係がある場合には、賠償が命じられることになるので、基本的に相当因果関係の有無については争われることになります。そうだとすると、裁判所は、③の証拠をもって判断しなければなりません。

では、証拠をもって相当因果関係を認定するにしても、裁判所はどの程度の心象があれば認定するのでしょうか？　すなわち「証拠上、100％相当因果関係が認められる」と思わせる程度まで、証拠を提出する必要があるのでしょうか？

実際の判例で考えてみよう

判例[*1]では、以下の通り判断されています。

> 訴訟上の因果関係の立証は、一点の疑義も許されない自然科学的証明ではなく、経験則に照らして全証拠を総合検討し、特定の事実が特定の結果発生を招来した関係を是認しうる高度の蓋然性を証明することであり、その判定は、通常人が疑を差し挟まない程度に真実性の確信をもちうるものであることを必要とし、かつ、それで足りるものである。

　この判例からわかることは、100％確実（「一点の疑義も許されない自然科学的証明」）といえなくても、「高度の蓋然性」があれば因果関係が認められるということです。言い換えると、一般人が疑いを差し挟まない程度に真実だと確信できれば、因果関係が認められるということです。

　例えば、患者の転倒の原因として、患者の意識障害か物にぶつかったことが考えられる場合、当時の治療室の状況（物が散乱していたのかなど）や患者の症状などを考慮し、どちらが患者の転倒とより強い因果関係があるかを判断していきます。判断の中で、100％こちら（例えば意識障害）だといえなくとも、証拠との関係において、「確かに、当該患者が意識障害を起こす可能性は高い」と判断されれば、「意識障害による転倒」を認定されることになります。

　このように、因果関係の立証においては「100％証拠から立証する事実が認められなければ、裁判所が認定してくれない」というものではありません。**一般人から見て「確かにこのようなことがあったといえそうだ」という程度まで立証していれば、認定可能**となります。

　皆さんが弁護士に相談する際には、皆さんが言っていることに対して、弁護士から「何か書類などの証拠はありますか？」と聞かれることが多いと思います。それは、弁護士は「この裁判に勝つためには、このような証拠が必要だ」や「相手方はこのような証拠を出してくるだろう」という想定をしながら相談を受けているからです。

　皆さんには、自身の身を守るためにも、ぜひ書類やデータというものは常に残すようにしてほしいと思います。

＊1：最判昭和50年10月24日民集29巻9号1417頁

2章◎知れば知るほどおもしろい 法律の世界｜ 75

> **まとめ**
>
> ・因果関係は、基本的に「あれなければこれなし」という条件関係を前提に判断されるが、条件関係のみでは、責任の範囲を限定できないので、相当因果関係で判断することになる
> ・立証においては、高度の蓋然性が求められる

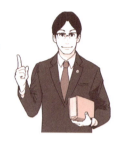

コラム

刑事事件における因果関係

　刑法における因果関係は、「条件関係を前提に行為の危険性が結果に実現したといえるかどうか」で判断します。裁判では以下のように判断されます。

【事例】（X：被告人、V：被害者、最判平成16年2月17日：刑集58巻2号169頁）
Xらの暴行により大量出血を伴う傷害※を負ったVは、緊急手術を受け入院したところ、容体は安定した。しかし、その後、Vは治療用の管を抜くなど暴れていたため、容体は急変し、事件の5日後死亡した。
（※Xは底の割れたビール瓶でVの後頸部等を突き刺すなどし、深頸静脈、外椎骨静脈沿叢などを損傷）

【論点】Vの死亡結果をXは負うのか（Vが亡くなったのは、自分が暴れたからであって、Xは関係ないのではないか）。

【判旨】「Vが医師の指示に従わず安静に努めなかったことが治療の効果を減殺した可能性があることは、記録上否定することはできない」。しかし、「Xらの行為により被害者の受けた傷害は、それ自体死亡の結果をもたらし得る身体の損傷であって、仮に被害者の死亡の結果発生までの間に、上記のように被害者が医師の指示に従わず安静に努めなかったために治療の効果が上がらなかったという事情が介在していたとしても、被告人らの暴行による傷害と被害者の死亡との間には因果関係があるというべきであり、本件において傷害致死罪の成立を認めた原判断は、正当である」

5　民法第 415 条の要件「債務不履行責任」

1　そもそも「債務不履行」って何？

　今までは、民法第 709 条の条文について「過失」と「因果関係」を中心に解説してきました。次は、民法第 415 条についての解説です。ここでは「その債務の本旨に従った履行をしないときまたは債務の履行が不能であるとき」という要件について詳しく見ていきたいと思います。まずはもう一度条文を見てみましょう。

> 民法
> 第 415 条（債務不履行による損害賠償）
> 　<u>債務者がその債務の本旨に従った履行をしないとき</u>又は<u>債務の履行が不能であるとき</u>は、債権者は、これによって生じた損害の賠償を請求することができる。ただし、その債務の不履行が契約その他の債務の発生原因及び取引上の社会通念に照らして債務者の責めに帰することができない事由によるものであるときは、この限りでない。

　ここでいう「その債務の本旨に従った履行をしないとき又は債務の履行が不能であるとき」は、法律用語で「**債務不履行**」といいます。この「債務不履行」には、大きく分けて、①**履行遅滞**、②**履行不能**、③**不完全履行**の 3 種類があります。

2　「債務不履行」の具体的な内容は？

　それでは、3 種類ある債務不履行とは具体的にはどのようなものなのでしょうか？　まずは、条文から確認してみましょう。①履行遅滞、②履行不能については、次のように記載されています。

> 第412条（履行期と履行遅滞）
> 1 債務の履行について確定期限があるときは、債務者は、その期限の到来した時から遅滞の責任を負う。
> 2 債務の履行について不確定期限があるときは、債務者は、その期限の到来した後に履行の請求を受けた時又はその期限の到来したことを知った時のいずれか早い時から遅滞の責任を負う。
> 3 債務の履行について期限を定めなかったときは、債務者は、履行の請求を受けた時から遅滞の責任を負う。
>
> 第412条の2（履行不能）
> 1 債務の履行が契約その他の債務の発生原因及び取引上の社会通念に照らして不能であるときは、債権者は、その債務の履行を請求することができない。
> 2 契約に基づく債務の履行がその契約の成立の時に不能であったことは、第415条の規定によりその履行の不能によって生じた損害の賠償を請求することを妨げない。

①履行遅滞、②履行不能、③不完全履行の具体例を【図3】に示します。

【図3】 債務不履行をクリスマスケーキに例えて考えよう

Aさんは、洋菓子店において、12月25日に食べるためのクリスマスケーキを二つ、前日である12月24日の午前中に受け取る契約をした。

①履行遅滞
→ 二つのクリスマスケーキができたのが、12月24日の午後だった。

＊契約したものは完成したが、時期に間に合わなかった。しかし、ケーキが必要となるのは12月25日なので、Aさんに渡すことはできる。

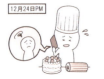

②履行不能
→クリスマスケーキができたのが、12月26日だった。

＊12月25日に必要だったのに、そもそもできていない。そのため、Aさんに渡すことすらできない。

③不完全履行
→12月24日の午前にクリスマスケーキはできていたものの、一つだけだった。

＊クリスマスケーキを渡すことはできるものの、一つしか渡せない。

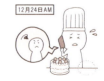

では、①履行遅滞、②履行不能、③不完全履行は、第415条の条文ではどのように分類されるでしょうか。答えは下記の通りです。

・債務者がその債務の本旨に従った履行をしないとき

　→①履行遅滞、③不完全履行

・債務の履行が不能であるとき

　→②履行不能

　③不完全履行については、条文上に記載がありません。それではなぜ、③不完全履行についても損害賠償が認められているのでしょうか？

　ここで思い出してほしいのは、2章2節（p.62）で記載した、第415条の趣旨です。第415条の趣旨は「契約が締結され、それが債務者の帰責事由で契約の目的を達成することができなかった場合に、達成できなかった責任を取ってもらう」というものです。

　【図3】の例で見てみると、Aさんはクリスマスケーキを二つ注文しているのに、出来上がったのが一つであるため、一つしか受け取ることができず、契約の目的は達成できていません。そうだとすると、不完全履行であった場合にも、この第415条の趣旨に当てはまります。そのため、不完全履行についても第415条の「債務者がその債務の本旨に従った履行をしないとき」に当たるというわけです。

3　医療訴訟の中では……

　それでは、医療訴訟の中では、①履行遅滞、②履行不能、③不完全履行のどの構成で損害賠償請求される可能性があるのでしょうか？

　多くの判例では、「治療において、患者の安全を脅かすことのないように治療する必要があるにもかかわらず、今回の治療においては患者の安全を脅かした」という**③不完全履行で構成されている例が多い**です。

　治療を行う際には、どのような契約となっているのか認識し、くれぐれも安全には気をつけて治療を行っていただければと思います。

2章◎知れば知るほどおもしろい 法律の世界｜79

> **まとめ**
> ・第 415 条の債務不履行には、3 種類ある
> ・3 種類とは、①履行遅滞、②履行不能、
> 　③不完全履行である

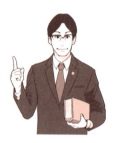

コラム

債務不履行責任と不法行為責任の違いって？

　ここまで、債務不履行責任と不法行為責任の要件について見てきました。もっとも、債務不履行責任も不法行為責任も「損害賠償請求」という効果については一緒です。では、両者の違いはどこにあるのでしょうか。実をいうとそこまで、大きな差はありません。以前は、時効について差があったのですが、民法の改正（令和元年4月1日施行）により統一されましたので、差はなくなりました。

　差が出てくる部分としては、遅延損害金の起算点が挙げられます。遅延損害金とは、本来であれば、起算点時点で債務者は債権者に金銭を支払う義務があります。もっとも、裁判が確定するまで、いくら支払うかという金額が決まっていません。そこで、判決により金額が決まったときに、起算点から判決までかかった利息のことを遅延損害金と言います。そして、遅延損害金の起算点は、①債務不履行責任の場合には、債権者が債務者に請求した時点（例えば訴訟提起時）、②不法行為の場合には、不法行為が発生した時点となります。なお、利息の利率は年3％です（民法第404条第2項）。また、何らかの行為で負った損害が200万円だとして、債務不履行責任と不法行為責任の双方が認められ得る場合、債務不履行責任で200万円、不法行為責任で200万円の合計400万円を請求できるというものではなく、あくまで、負った損害は200万円ですので、いずれか一方が認められることとなります。

6 事例で考えてみよう

1 事例検討の重要性

　これまでは、損害賠償の要件についてみてきました。本節では、1章Case3（p.28）について、今までの知識を使いつつ、検討してみたいと思います。

　ここではCase3しか取り上げられませんが、ぜひほかの事例についても考えてみてください。具体的な事例に知識を落とし込むことによって、今後皆さんが実際に行う業務内で事例と類似の危険を察知し、患者の危険を「予見」することに役立つと考えられます。

2 理学療法士に求められる注意義務

注意義務の根拠

　まずは、一般的に理学療法士にはどのような**注意義務**が課されているかについて考えてみましょう。もちろん、個々の事案によって、その理学療法士がその事案においてどのような注意義務を負っているかは判断されます。しかし、何の手がかりもなく注意義務が課されるわけではなく、法律やガイドラインの規定、理学療法士が教育課程の中でどのような教育を受けているのかなど、普遍的な理学療法士がもちうる知識や治療方法も加味されて判断されます。

理学療法士が負う義務

　まずは、法的な義務についてみていきましょう。そもそも、理学療法士はどのような業務ができるのでしょうか。法律には次の通り記載されています。

2章◎知れば知るほどおもしろい 法律の世界 ｜ 81

理学療法士及び作業療法士法

第 2 条

1　この法律で「理学療法」とは、身体に障害のある者に対し、主としてその基本的動作能力の回復を図るため、治療体操その他の運動を行なわせ、及び電気刺激、マッサージ、温熱その他の物理的手段を加えることをいう。

2　略

3　この法律で「理学療法士」とは、厚生労働大臣の免許を受けて、理学療法士の名称を用いて、医師の指示の下に、理学療法を行なうことを業とする者をいう。

第 15 条（業務）

　理学療法士又は作業療法士は、保健師助産師看護師法（昭和二十三年法律第二百三号）第三十一条第一項及び第三十二条の規定にかかわらず、診療の補助として理学療法又は作業療法を行なうことを業とすることができる。

　これらの規定を見てみると、理学療法士は、**医師の指示の下、医師の行う診療の補助として業務を行うことができる**とされています。そのため、医師の指示を超える治療を理学療法士の判断で勝手に行ったときは、過失を構成する一要素になりえます。

　ほかにも、標準的なテキストに記載された治療手順や治療ガイドラインに記載されているものについては、理学療法士なら当然知っているものと考えられるため、例えば標準的なテキストに記載の治療手順を順守しなかった場合などは、過失を構成する一要素となりえます。

　理学療法士の具体的な注意義務には、以下の 4 点が含まれます。

①正確な評価と診断に基づく治療計画の立案
②治療中のリスク管理
③患者の状態変化への即時対応
④十分な説明と同意の取得

3	Case3 における過失について

事案のおさらい

まずは、Case3 をおさらいしましょう。

> 鈴木さんは、通所リハビリテーションで週に１回理学療法を受けている。医師より理学療法の指示書が出されており、現在の生活水準の維持を目的に、関節可動域練習、筋力強化運動、屋内歩行練習の実施（10m 程度）が指示され、両膝の痛みに留意することが明記されていた。
>
> この日も通常のプログラムを開始したが、鈴木さんから「近所の神社に参拝に行きたいので、外を歩きたい」と強い希望があった。療太郎は、指示の内容から逸脱する実施内容に躊躇したが、鈴木さんの熱意に負けて実施することにした。鈴木さんはとても喜び、屋外に出て歩行器でどんどん歩き始めた。療太郎は「歩きすぎだ」とは思いつつも、積極的に制止することはせず、歩行距離は 100m ほどに達した。
>
> 夜、鈴木さんの両膝に痛みが出現したため、家族が不安になり、翌日に整形外科を受診した。骨折はしておらず、安静の指示にて２日間歩くことができなかった。鈴木さんは、自分の希望通りに歩行練習をさせてくれたことに感謝しているが、鈴木さんの家族は介護のために仕事を休まなければならず、苦情が寄せられた。

Case3 における過失認定の思考過程

●予見回避性と回避可能性

２章３節（p.67）で記載した通り、過失については「結果発生の具体的危険性を予見できたか」（**予見可能性**）と「予見した結果について、回避することはできなかったのか」（**回避可能性**）を検討していくことになります。ここでポイントとなってくるのは、本件において、**どのような「結果」が生じたか**という点になります。

Case3 において、鈴木さんは「両膝の痛み」を負いました。それでは、療太郎は鈴木さんの「両膝の痛み」の結果を予見し、結果を回避することはできたでしょうか。なお、以下の思考方法はあくまで一例です。このように判断しなければならないというわけではありませんが、参考にしてもらえればと思います。

●両膝が痛むことを予見できたか

療太郎は、鈴木さんの治療について、医師より「現在の生活水準の維持を目的に、関節可動域練習、筋力強化運動、屋内歩行練習の実施（10m 程度）」が指示

され、「両膝の痛みに留意すること」と指示を受けていました。ところが、療太郎は結果的に鈴木さんが「屋外」で「100m」歩くことを制止しませんでした。確かに、療太郎は屋外での歩行練習の際、鈴木さんの周囲にはいたようですが、「歩きすぎだ」と思いつつも、積極的に制することはしませんでした。

このような事情を鑑みると、療太郎は**治療により鈴木さんの両足に痛みが出現する可能性があること**を医師の指示から認識していたと考えることができます。また、鈴木さんへの治療においては、「屋内歩行練習」で「10m 程度」と医師の指示が出ていることから、鈴木さんの膝の状態から考えて、10m 程度が相当であることがうかがえます。それにもかかわらず、療太郎は鈴木さんが100m 歩くことを制止しなかったのみならず、療太郎自身も**「歩きすぎ」という認識**がありました。

以上のように評価すると、療太郎は鈴木さんが100m 歩くことで両膝を痛める可能性があることを十分予見することができたと考えることができます。

● 両膝の痛みの結果を回避することができたか

療太郎は、鈴木さんの「両膝の痛み」の結果を回避することはできたでしょうか。そこでまず考えるべきは、**どうすれば結果を回避することができたか**という点です。今回のケースでいえば、「どうすれば鈴木さんの両足の痛みは出現しなかったのか」ということになります。ここは、皆さんお考えの通り「鈴木さんが100m 歩かなければよかった」ということになります。

それでは、鈴木さんが100m 歩くことを回避する手段はあったでしょうか。そして、その手段を療太郎はとることができたでしょうか。

鈴木さんが100m 歩いたのは、鈴木さん自身が療太郎に強い希望を出し、療太郎が鈴木さんの熱意に負けてしまったことが発端です。そのため、療太郎が鈴木さんに対して、**現在の両膝の状況や治療の有効性・必要性**（なぜ現状は 10m 程度しか歩行練習できないのか、なぜ屋内の歩行練習なのかなど）**を説明し説得すること**が手段として考えられます。また、鈴木さんが歩行中に積極的に声をかけ、鈴木さんの状態を確認し、**これ以上の歩行が困難であれば制止する**という手段もありました。そして、これらの手段は療太郎にとって難しいものではなく、容易にとりうる手段でした。そのため、療太郎は鈴木さんが両膝に痛みを負うことを**回避することが可能であった**と考えられます。

以上より、療太郎には過失が認められる可能性があります。

4 因果関係の思考過程

　療太郎の行った行為（鈴木さんを屋外歩行練習で 100m 歩かせたこと）と、結果をみていきましょう。ここでは、過失が認められた鈴木さんの両膝の痛みについての**因果関係**を考えてみましょう。

　2 章 4 節（p.72）で記載した通り、因果関係の判断は相当因果関係（社会通念上、その行為から結果が発生することが相当と認められるか）で判断されます。もっとも、その前提としては、**条件関係**（あれなければこれなし）という点をまずは考えなければなりません。

　この点については、療太郎が鈴木さんの希望に応じず、また「歩きすぎ」と認識した際に鈴木さんを制止していれば、鈴木さんの両膝に痛みが発現することはありませんでした。そのため、条件関係は認められます。

　それでは、社会通念上、療太郎が制止しなかったことから鈴木さんの両膝の痛みの出現がしたと認められるでしょうか。

　当初、医師からは「屋内歩行練習」で「10m 程度」という指示がありました。そうだとすると、鈴木さんの膝の状態から考えて、10m 程度が治療上適当であることがうかがえます。それにもかかわらず、10 倍の距離（100m）を歩くことは、膝に痛みが出ても不自然ではありません。

　Case3 に記載はありませんが、鈴木さんが家に帰って両膝をぶつけたり、家に帰る際に全力疾走したりしたなどの事情があるかもしれません。しかし、鈴木さんの両膝に痛みが出現したのは、鈴木さんが 100m 歩いた日の夜のことでした。そのため、**直近の出来事**ということができます。すると、上記のような介在事情（鈴木さんが家に帰って両膝をぶつけたり、家に帰る際に全力疾走したりしたこと）が入る余地は少ないです。また、当日に両膝をぶつけることはそう考えられませんし、歩行器を使用している鈴木さんが全力疾走することもあまり考えられません（介在事情の異常性）。

　以上から、社会通念上、鈴木さんの両膝の痛みの出現は、**100m 歩いたことが原因であると考えて問題ない**と考えられます。そして、療太郎は、鈴木さんが 100m 歩いたことについて、過失が認められます。したがって、因果関係は認められる可能性が高いです。

2 章◎知れば知るほどおもしろい 法律の世界　85

5　Case3 で考えられる損害

　Case3 で考えられる損害としては、①鈴木さんが両膝に負った痛みに対する**治療費**、②鈴木さんの家族が鈴木さんの介護のために仕事を休んだことによる給与の減少（**休業損害**）が考えられます。

　①は療太郎の過失が直接起因するため、認められる可能性は高いです。②についても、鈴木さんの病状や普段の介護の状況、病院への送り迎えの様子などを考慮し、認められる可能性はあります。

6　Case3 をまとめると

　以上から、療太郎は**損害賠償**を負う可能性があります。もっとも、上記の記載では、①不法行為による損害賠償の「権利侵害」（2 章 2 節 [p.64] 不法行為による損害賠償請求の要件Ⅰ）や、②債務不履行による損害賠償の「債務不履行」（2 章 2 [p.64] 債務不履行による損害賠償請求の要件Ⅰ、Ⅱ）」については、言及しておりません。

　一応付言すると、①については、鈴木さんは両膝に痛みが出現しているため、身体に対する権利侵害を認めることが可能です。また、②については、理学療法士は、診療契約上また理学療法士としての責務から、治療において患者の安全に配慮して治療を進めるべきであるところ、療太郎は鈴木さんを制止できたにもかかわらず制止しなかったことで、鈴木さんは両膝に痛みが出現していますし、医師の指示を超える理学療法を行っていることから、**契約義務違反（安全配慮に対する債務不履行）**が認められる可能性があります。

　皆さんが業務を行う中で、過失の認定や因果関係の認定を行うことはないと考えられます。しかし、**どのような観点から予見可能性が認定されるのか**などを知っておくと、業務の中で、あらかじめ危険を察知することができるのではないかと思います。

　ぜひ、日々の業務の中で生かしてもらえればと思います。

> **まとめ**
>
> ・過失の判断においては、まずどのような結果が発生したのかを考え、その結果を予見できたか、回避できたかを考える
> ・因果関係の判断については、まず条件関係があるかを考え、それが社会通念上相当といえるのかということを考える
> ・因果関係の判断の中では、介在事情が異常といえるかどうかも考慮要素となりうる

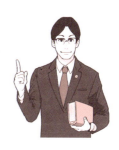

コラム
刑事事件における犯罪の成立要件②

　ここでは、p.66のコラムで積み残した、②違法性、③有責性についてお話ししたいと思います。

　まず、①構成要件該当性でお話しした通り、構成要件該当性の中で、ⅰ）行為、ⅱ）結果、ⅲ）因果関係、ⅳ）故意過失が判断されます。そのため、基本的には、構成要件に該当した場合、②違法であり、③有責であると考えられます。

　②違法性や③有責性が問題となるのは、「構成要件に該当した行為を行い結果が発生してもなお、違法と言えないないし、有責と言えない」場合です（②違法性阻却事由、③責任阻却事由といいます）。

　皆さんが耳にしたことのある②違法性阻却事由としては、正当防衛（刑法第36条第1項）ではないでしょうか。また、③責任阻却事由としては、心神喪失（刑法39条1項）ではないかと思います。

　いずれの場合（正当防衛、心神喪失）にも、法は「罰しない」と規定しているため、構成要件に該当した場合であっても、罰せられません。

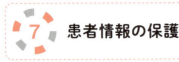
7 患者情報の保護

1 「情報保護の義務」をおさらいしよう

皆さんは当たり前だと思っていると思いますが、今一度患者情報の保護について詳しく見てみましょう。理学療法士及び作業療法士法では、**患者情報の保護**について、以下のように記載されています。

> 理学療法士及び作業療法士法
> 第16条（秘密を守る義務）
> 　理学療法士又は作業療法士は、正当な理由がある場合を除き、その業務上知り得た人の秘密を他に漏らしてはならない。理学療法士又は作業療法士でなくなつた後においても、同様とする。
> 第21条
> 1　第16条の規定に違反した者は、50万円以下の罰金に処する。
> 2　前項の罪は、告訴がなければ公訴を提起することができない。

この条文の趣旨は、理学療法の対象となる患者が身体または精神に障害のある人々であることを考慮して、理学療法士がその業務を行うにあたり、知りうるこれらの患者についての**身体障害の状態やそのほかの秘密をみだりに漏らすことのないように**という点にあります。つまり、患者の秘密の保護を目的とした条文です。条文の解釈上、ポイントとなるのは【表1】に挙げたポイントです[1]。

【表1】個人情報の保護に関する条文を読み解く上でのポイント

①「秘密」とは
　ここでいう「秘密」とは、一般に知られていない非公知の事実のことをいいます。
②「漏らす」とは
　「秘密」を知らない者に告知することをいいます。
③「正当な理由がある場合」とは
　訴訟手続きにおいて、証人として証言する場合などのことをいいます。

2　そのほかの医療専門職種はどう違う？

理学療法士以外の医療専門職種については、【表2】の通りです。どの医療専門職種にも等しく、秘密漏示についての罰則規定は存在するものの、**処罰の根拠規定や重さが異なっている**ことがわかります。

また、医師以外は各法律によって規定されています。いずれも、親告罪となっており、被害者からの告訴がなければ検察官は起訴することができません。

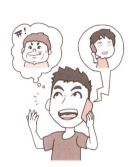

確かに、理学療法士は医師や看護師に比べて罰則の程度が軽いですが[*1]、コラム「法的責任には種類がある！」(p.60)にも記載した通り、処分は刑事責任だけでなく、民事責任・行政処分・組織上の処分……と重ねて適用されます。患者情報は慎重に取り扱ってください。

【表2】医療専門職種の秘密漏示についての罰則規定

	理学療法士・作業療法士	医師	看護師	言語聴覚士
根拠条文	理学療法士及び作業療法士法第16条	刑法第134条	保健師助産師看護師法第42条の2	言語聴覚士法第44条
罰則	50万円以下の罰金(理学療法士及び作業療法士法第21条)	6カ月以下の拘禁刑[*2]または10万円以下の罰金	6カ月以下の拘禁刑[*2]または10万円以下の罰金(保健師助産師看護師法第44条の4)	50万円以下の罰金(言語聴覚士法第50条)

3　個人情報保護関係法令

「情報の保護」と聞くと、よく「個人情報保護法」の話が出ます。しかし、医療関係に関する個人情報については、皆さんが**どのような医療機関で就業しているか**によって異なってきます【表3】。

2章◎知れば知るほどおもしろい 法律の世界 | 89

【表3】 個人情報の保護に関する法律

・国の医療機関：行政機関の保有する個人情報の保護に関する法律
　　　　　　　　独立行政法人等の保有する個人情報の保護に関する法律
・地方自治体の医療機関：個人情報保護条例
・民間の医療機関：個人情報保護に関する法律

　いずれにせよ、「個人情報」とは何かという問題があります。個人情報とは、以下の通り定義されています。

個人情報の保護に関する法律
第2条
　この法律において「個人情報」とは、生存する個人に関する情報であって、次の各号のいずれかに該当するものをいう。
一　当該情報に含まれる氏名、生年月日その他の記述等（文書、図画若しくは電磁的記録（電磁的方式（電子的方式、磁気的方式その他人の知覚によっては認識することができない方式をいう。次項第2号において同じ。）で作られる記録をいう。以下同じ。）に記載され、若しくは記録され、又は音声、動作その他の方法を用いて表された一切の事項（個人識別符号を除く。）をいう。以下同じ。）により特定の個人を識別することができるもの（他の情報と容易に照合することができ、それにより特定の個人を識別することができることとなるものを含む。）

　個人情報を利用する場合には、**利用目的を「特定」**しなければなりません（第17条第1項）。そして、医療関係事業者の通常業務で想定される利用目的については、『医療・介護関係事業者における個人情報の適切な取扱いのためのガイダンス』[2] というものがあります。ガイダンスでは、利用目的の特定について右ページの通り例示されています。

　ちなみに、このようなガイダンスやガイドラインについては、各省庁のホームページで確認することができます。今回の場合は、厚生労働省ですね。

【患者への医療の提供に必要な利用目的】

〔医療機関等の内部での利用に係る事例〕

・当該医療機関等が患者等に提供する医療サービス

・医療保険事務

・患者に係る医療機関等の管理運営業務のうち、

　−入退院等の病棟管理

　−会計・経理

　−医療事故等の報告

　−当該患者の医療サービスの向上

〔他の事業者等への情報提供を伴う事例〕

・当該医療機関等が患者等に提供する医療サービスのうち、

　−他の病院、診療所、助産所、薬局、訪問看護ステーション、介護サービス事業者等との連携

　−他の医療機関等からの照会への回答

　−患者の診療等に当たり、外部の医師等の意見・助言を求める場合

　−検体検査業務の委託その他の業務委託

　−家族等への病状説明

・医療保険事務のうち、

　−保険事務の委託

　−審査支払機関へのレセプトの提出（適切な保険者への請求を含む。）

　−審査支払機関又は保険者への照会

　−審査支払機関又は保険者からの照会への回答

・事業者等からの委託を受けて健康診断等を行った場合における、事業者等へのその結果の通知

・医師賠償責任保険などに係る、医療に関する専門の団体、保険会社等への相談又は届出等

【上記以外の利用目的】

〔医療機関等の内部での利用に係る事例〕

・医療機関等の管理運営業務のうち、

　−医療・介護サービスや業務の維持・改善のための基礎資料

　−医療機関等の内部において行われる学生の実習への協力

　−医療機関等の内部において行われる観察研究や症例研究

〔他の事業者等への情報提供を伴う事例〕

・医療機関等の管理運営業務のうち、

　−外部監査機関への情報提供

このほかにも、ガイダンスには「利用目的による制限」(法第 18 条) や「取得に際しての利用目的の通知等」(法第 21 条) に関する具体例についてこと細かに記載されています。紙面の都合上紹介できないのが心苦しいですが、すべてガイダンスに記載されているので、一度目を通しておくことをおすすめします。

　皆さんは、普段の業務から数多くの個人情報に触れると思います。その管理や利用には、細心の注意を払っていただきたいと思います。

＊1：医師や看護師は「6 カ月以下の拘禁刑」があるため、罰金のみのほかの医療職種と比べると重いと考えることができます。
＊2：本書では、「懲役・禁錮」をすべて、2025 年 6 月から名称変更される「拘禁刑」としています。

まとめ

- 理学療法士の秘密漏示については、理学療法士及び作業療法士法第 16 条に記載されている
- 個人情報保護については、『医療・介護関係事業者における個人情報の適切な取扱いのためのガイダンス』で個人情報保護法の詳細を確認することができる

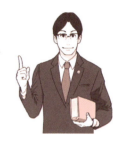

引用・参考文献

1) 大塚裕史ほか．"人格的法益に対する罪：秘密漏示罪"．基本刑法Ⅱ：各論．第 3 版．日本評論社, 2023, 88.
2) 厚生労働省．医療・介護関係事業者における個人情報の適切な取扱いのためのガイダンス．https://www.mhlw.go.jp/content/001235843.pdf, (参照 2025-02-08).

理学療法士の免許が取消しになることがあるの？

 どのような場合に免許を失うの？

　理学療法士及び作業療法士法（以下、理学療法士及び作業療法士法のことを本節では「法」とします）には、免許の付与要件（法第6条、第11条）が記載されています。また、資格の取り消し要件についても記載されています（法第7条）。現在、理学療法士の人もこれから理学療法士になろうとする人も、**どのような場合に免許を失うことになるのか**については関心が高いと思うので、ここで取り上げたいと思います。

> 理学療法士及び作業療法士法
> 第7条（免許の取消し等）
> 1　理学療法士又は作業療法士が、第4条各号のいずれかに該当するに至つたときは、厚生労働大臣は、その免許を取り消し、又は期間を定めて理学療法士又は作業療法士の名称の使用の停止を命ずることができる。
> 2　都道府県知事は、理学療法士又は作業療法士について前項の処分が行なわれる必要があると認めるときは、その旨を厚生労働大臣に具申しなければならない。
> 3　第1項の規定により免許を取り消された者であつても、その者がその取消しの理由となつた事項に該当しなくなつたとき、その他その後の事情により再び免許を与えるのが適当であると認められるに至つたときは、再免許を与えることができる。この場合においては、第6条の規定を準用する。
> 4　厚生労働大臣は、第1項又は前項に規定する処分をしようとするときは、あらかじめ、医道審議会の意見を聴かなければならない。

2章◎知れば知るほどおもしろい 法律の世界

第 7 条 1 項には免許の取消し等について記載されています。分解すると、以下のようになります。

①対象：理学療法士（または作業療法士）
②取消し等の事由：法第4条に記載
③処分を言い渡す者：厚生労働大臣
④処分の種類：免許の取消し
　　　　　　　期間を定めて理学療法士の名称を使用しての業務の停止

2　取消し等の事由（第1項）

　第 7 条の表題で免許の取消し「等」となっている理由は、④処分の種類において、「取消し」だけでなく「期間を定めて理学療法士の名称を使用しての業務の停止」も記載されているからだということがわかります。

　それでは、どのような場合に免許の取消し等が行われるのでしょうか。免許の取消し事由を詳しく見るためには、法第 4 条を確認する必要があります。法第 4 条には以下のように記載されています。

理学療法士及び作業療法士法
第 4 条（欠格事由）
　次の各号のいずれかに該当する者には、免許を与えないことがある。
一　罰金以上の刑に処せられた者
二　前号に該当する者を除くほか、理学療法士又は作業療法士の業務に関し犯
　　罪又は不正の行為があつた者
三　心身の障害により理学療法士又は作業療法士の業務を適正に行うことがで
　　きない者として厚生労働省令で定めるもの
四　麻薬、大麻又はあへんの中毒者

　第 4 条を見てみると、（一）罰金以上の刑に処された者、（二）罰金以上の刑に処されていなくても、理学療法士の業務に関して犯罪または不正を働いた者、（三）心身の障害により理学療法士の業務を適正に行うことができない者、（四）麻薬

などの中毒者となっています。

　大別すると、以下の理由により免許について取消し等を行うと考えられます。

（一）（二）：理学療法士の信用を棄損する行為を行ったから

（三）（四）：心身の障害や麻薬などにより、適正な業務を行うことが難しく、
**　　　　　　　患者に対して危険が及ぶ可能性があるから**

3　理学療法士の信用を棄損する行為を行った場合

　上述の通り、（一）（二）については、**理学療法士の信用を棄損する行為（信用棄損行為）を行ったこと**を理由とする取消し等の事由です。それでは、具体的にどのような行為が当てはまるのでしょうか？

　（一）「罰金以上の刑に処せられた者」については、皆さんのお考えの通り、刑法等の刑事処分を受けた者が対象となっています。具体的には、業務上過失傷害罪[*1]、名誉棄損行為[*2] などがこれに当たります。

　では、（二）とはどのような人が考えられるでしょうか。手がかりとしては、「理学療法士又は作業療法士の業務に関し」とされているので、理学療法士の業務にどのような義務が課されているのかを見ると紐解けそうです。そこで、改めて法を見てみると、以下の条文が目につきます。

理学療法士及び作業療法士法

第16条（秘密を守る義務）

　1　理学療法士又は作業療法士は、正当な理由がある場合を除き、その業務上知り得た人の秘密を他に漏らしてはならない。理学療法士又は作業療法士でなくなつた後においても、同様とする。

第21条

　1　第16条の規定に違反した者は、50万円以下の罰金に処する。

　2　前項の罪は、告訴がなければ公訴を提起することができない。

　このように、理学療法士は、業務に当たり患者の秘密を守る義務があります。これは、理学療法士が「業務に関し」負っている義務といえるので、患者の情報を正当な理由なく話した場合には、「理学療法士又は作業療法士の業務に関し犯

罪行為があつた」とされる可能性があります。その理由は、第16条違反については法第21条の罰則規定において、50万円以下の罰金に科されることとなっており、つまり**第16条違反は刑事処分の対象**となり「**犯罪**」となっているからです。

　一方、「不正な行為」については、法律違反は反しないものの、理学療法士としての振る舞いとして適当とはいえないもののことをいいます。例えば、『理学療法士の職業倫理ガイドライン』(日本理学療法士協会)[1]に著しく反する行為(例えば、患者の人種によっては治療を行わない差別を行うなど)などは「不正な行為」に当たりうると考えられます。

4　患者を危険な目に遭わせる可能性がある場合

　(三)(四)については、心身の障害や麻薬などにより正常な業務を行うことが難しく、**患者に対して危険が及ぶ可能性があること**を理由とする取消し等の事由です。そのうち、麻薬、大麻またはあへんの中毒者については、皆さんのお考えの通り、麻薬などの中毒者の場合、業務中に精神的異常をきたし患者に危害を加える可能性があるため、取消し事由としたものと想像することができます。

　では、「心身の障害により理学療法士又は作業療法士の業務を適正に行うことができない者として厚生労働省令で定めるもの」というのは、どのように考えたらよいでしょうか?「厚生労働省令で定める」と記載しているので、厚生労働省令を確認すれば手がかりがつかめそうです。

　この規則では、「業務を適正に行うことができない」ということは、業務を行うにあたって**「必要な認知」「判断」「意思疎通」ができないこと**を示しています。確かに、「必要な認知」「判断」「意思疎通」ができなければ、医師の具体的指示を全うすることができず、ひいては患者を危険な目に遭わせる可能性があるので、免許の取消し等の事由となっていることが理解できます。

5　条文を読んでみよう

話は変わりますが、皆さんは、子どものころにゲームブックを読んだことはありますか。ゲームブックとは、読者の選択によって物語の展開や結末が変わる本です。例えば「君は勇者になった。武器はどれにする？」⇒「A　銃を使う→20ページに進む」「B　魔法のステッキを使う→25ページに進む」というように、選択によって物語が変わっていく本のことです。

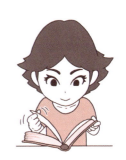

法律もこのゲームブックのように、「前号に該当する者を除くほか」や「厚生労働省令で定めるもの」というように、ほかの条文や省令に移動しながら読み進めていくことが多くあります（もっとも、物語ではないので、展開や結末は変わりませんが……）。そのため、時には非常に読みにくい条文に当たることがあるかと思いますし、いちいち条文や省令に移動するのは面倒くさく感じるかと思います。しかし、**法律の趣旨等を考える場合には、条文を十分に理解する**必要があります。

皆さんも、ぜひ面倒くさがらず、条文を読んでみてください。

＊1：刑法第211条：5年以下の拘禁刑または100万円以下の罰金
＊2：刑法第230条：3年以下の拘禁刑または50万円以下の罰金

まとめ

- 理学療法士の資格の取消しについては、理学療法士及び作業療法士法第7条に記載されている
- 法律はその法律を読むだけではわからず、政省令を見ることでわかることがある

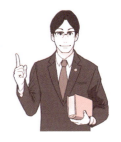

引用・参考文献
1) 日本理学療法士協会. 理学療法士の職業倫理ガイドライン. https://www.japanpt.or.jp/assets/pdf/about/disclosure/02-gyomu-03rinrigude2.pdf,（参照 2025-01-17）.

9 いま注目！ ハラスメント対策

1 医療現場でのハラスメント

近年、「〇〇ハラスメント」という言葉をよく耳にするようになりました。医療現場におけるハラスメントは、二つの場面で出てくると考えられます。一つは**職場内**、そしてもう一つは、**対患者およびその関係者**です。もっとも、対患者およびその関係者の場合は、おもに「クレーム」という形で出てくることが多いと思われます。もちろ

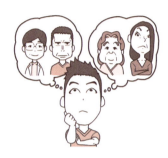

ん、患者やその関係者から性的な言動を言われたことによる、セクシュアルハラスメントなどの場合もありますが……。

この節では、そもそもハラスメントとはどういったものなのか、ハラスメントについて法律はどのように整備されているのか、という点に注目してみたいと思います。

2 そもそも「ハラスメント」って何？

ハラスメントとは法律上どのように定義されているのでしょうか。ここでは、**パワーハラスメント**（以下**パワハラ**）と**セクシュアルハラスメント**（以下**セクハラ**）について定義を見ていきたいと思います。

パワハラ

パワハラについては、「労働施策の総合的な推進並びに労働者の雇用の安定及び職業生活の充実等に関する法律（労働施策総合推進法）」に記載されています。

労働施策総合推進法
第30条の2（雇用管理上の措置等）

1 　事業主は、職場において行われる優越的な関係を背景とした言動であつて、業務上必要かつ相当な範囲を超えたものによりその雇用する労働者の就業環境が害されることのないよう、当該労働者からの相談に応じ、適切に対応するために必要な体制の整備その他の雇用管理上必要な措置を講じなければならない。

2 　事業主は、労働者が前項の相談を行つたこと又は事業主による当該相談への対応に協力した際に事実を述べたことを理由として、当該労働者に対して解雇その他不利益な取扱いをしてはならない。

3 　厚生労働大臣は、前二項の規定に基づき事業主が講ずべき措置等に関して、その適切かつ有効な実施を図るために必要な指針（以下この条において「指針」という。）を定めるものとする。

　ここでは、パワハラについて「職場において行われる優越的な関係を背景とした言動であつて、業務上必要かつ相当な範囲を超えたものによりその雇用する労働者の就業環境が害されること」と定義されています。要件に分解してみると、以下の通りです。

①優越的な関係を背景としていること

②業務上必要かつ相当な範囲を超えた言動であること

③就業環境を害すること

　パワハラに該当するためには、これら三つの要件をすべて満たす必要があります。もっとも、これらは概念的なものであるため、具体的なものはいまいちわかりません。

　それでは、手がかりはないのでしょうか。第3項を見てみると「指針」と書いているので、「労働施策総合推進法」の指針[1]を見てみましょう。

　ちなみに、このような法律の指針については各省庁のホームページで確認することができます。今回の場合は、厚生労働省ですね。

　指針には、次ページの通り記載されています。

2章◎知れば知るほどおもしろい 法律の世界 ｜ 99

① 「優越的な関係を背景とした言動」の例
・職務上の地位が上位の者による言動
・同僚又は部下による言動で、当該言動を行う者が業務上必要な知識や豊富な経験を有しており、当該者の協力を得なければ業務の円滑な遂行を行うことが困難であるもの
・同僚又は部下からの集団による行為で、これに抵抗又は拒絶することが困難であるもの

②「業務上必要かつ相当な範囲を超えた言動」の例
・業務上明らかに必要性のない言動
・業務の目的を大きく逸脱した言動
・業務を遂行するための手段として不適当な言動
・当該行為の回数、行為者の数等、その態様や手段が社会通念に照らして許容される範囲を超える言動
　この判断に当たっては、様々な要素(当該言動の目的、当該言動を受けた労働者の問題行動の有無や内容・程度を含む当該言動が行われた経緯や状況、業種・業態、業務の内容・性質、当該言動の態様・頻度・継続性、労働者の属性や心身の状況、行為者との関係性等)を総合的に考慮することが適当である。

③「労働者の就業環境が害される」の例
　当該言動により労働者が身体的又は精神的に苦痛を与えられ、労働者の就業環境が不快なものとなったため、能力の発揮に重大な悪影響が生じる等当該労働者が就業する上で看過できない程度の支障が生じることを指す。この判断に当たっては、「平均的な労働者の感じ方」、すなわち、同様の状況で当該言動を受けた場合に、社会一般の労働者が、就業する上で看過できない程度の支障が生じたと感じるような言動であるかどうかを基準とすることが適当である。

　もっとも、当然「客観的に見て業務上必要かつ相当な範囲で行われる適切な業務指示や指導」については、職場におけるパワーハラスメントに該当しません。

■ セクハラ

　セクハラについては、「雇用の分野における男女の均等な機会及び待遇の確保等に関する法律」にて規定されています。「男女雇用機会均等法」と言えば、聞いたことのある方もいるのではないでしょうか。
　それでは、セクハラについてはどのように規定されているのでしょうか。

男女雇用機会均等法

第11条

1 事業主は、職場において行われる性的な言動に対するその雇用する労働者の対応により当該労働者がその労働条件につき不利益を受け、又は当該性的な言動により当該労働者の就業環境が害されることのないよう、当該労働者からの相談に応じ、適切に対応するために必要な体制の整備その他の雇用管理上必要な措置を講じなければならない。

2 事業主は、労働者が前項の相談を行つたこと又は事業主による当該相談への対応に協力した際に事実を述べたことを理由として、当該労働者に対して解雇その他不利益な取扱いをしてはならない。

3 事業主は、他の事業主から当該事業主の講ずる第一項の措置の実施に関し必要な協力を求められた場合には、これに応ずるように努めなければならない。

4 厚生労働大臣は、前三項の規定に基づき事業主が講ずべき措置等に関して、その適切かつ有効な実施を図るために必要な指針（次項において「指針」という。）を定めるものとする。

　ここでは、セクハラについて、単に「職場において行われる性的な言動」としか定義されていません。もっとも、第4項に記載されている通り、セクハラについても指針を見る必要があります。指針 [2] には、以下のように書かれています。

●性的な言動：性的な内容の発言①および性的な行動②
①：性的な事実関係を尋ねること、性的な内容の情報を意図的に流布すること など
②：性的な関係を強要すること、必要なく身体に触れること、わいせつな図画を配布すること など

　このように、**法律では抽象的な表現**をして、**具体例については指針など**
を参照するというものは数多く存在します。もし、法律で具体的な例がわからない場合、その法律の指針などがないかどうか検索してみてください。

2 章◎知れば知るほどおもしろい 法律の世界 | 101

3　ハラスメントに遭ったらどうする？

　それでは、パワハラ・セクハラに遭遇したとき、どのように対応したらよいでしょうか。

　パワハラ・セクハラについて記載された二つの法律（労働施策総合推進法、男女雇用機会均等法）の法律をよく見てみると、主語が「事業者は」となっており、事業者はパワハラ・セクハラについて「適切に対応するために必要な体制の整備その他の雇用管理上必要な措置を講じなければならない」ということがわかります。そのため、まずは、**事業主に相談する**ことがいちばんです。

　もっとも、そうはいってもなかなか同じ職場の人にお話しすることは難しいでしょう。そのようなときには、ぜひ**弁護士に相談**してください。現在、ハラスメント問題の相談はとても多く、弁護士業務と切っても切り離せない関係にあります。そのため、弁護士は少なからず、ハラスメント問題について取り扱っているかと思います。安心して弁護士に相談していただければと思います。

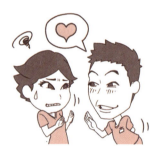

> **まとめ**
> ・ハラスメント対策は、事業主の義務として法律に規定されている
> ・ハラスメントで困っているときは、ぜひ弁護士に相談しよう

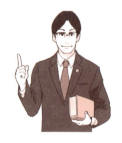

引用・参考文献
1) 厚生労働省．事業主が職場における優越的な関係を背景とした言動に起因する問題に関して雇用管理上講ずべき措置等についての指針（令和2年厚生労働省告示第5号）．https://www.mhlw.go.jp/content/11900000/000605661.pdf．（参照 2025-02-08）．
2) 厚生労働省．事業主が職場における性的な言動に起因する問題に関して雇用管理上講ずべき措置等についての指針．https://www.mhlw.go.jp/content/11900000/000605548.pdf．（参照 2025-02-08）．

コ ラ ム

公益社団法人 日本理学療法士協会 倫理綱領

　公益社団法人 日本理学療法士協会は、理学療法士の社会的な信頼の確立と、職能団体としての本会が公益に資することを目的として、「倫理綱領」を定める。

　本会ならびに理学療法士が、高い倫理感を基盤として相互の役割を果たす中で、理学療法の発展と国際社会への貢献のために、より良い社会づくりに貢献することを願うものである。

一、理学療法士は、全ての人の尊厳と権利を尊重する。

一、理学療法士は、国籍、人種、民族、宗教、文化、思想、信条、家柄、社会的地位、年齢、性別などにかかわらず、全ての人に平等に接する。

一、理学療法士は、対象者に接する際には誠意と謙虚さを備え、責任をもって最善を尽くす。

一、理学療法士は、業務上知り得た個人情報についての秘密を遵守し、情報の発信や公開には細心の注意を払う。

一、理学療法士は、専門職として生涯にわたり研鑽を重ね、関係職種とも連携して質の高い理学療法を提供する。

一、理学療法士は、後進の育成、理学療法の発展ならびに普及・啓発に寄与する。

一、理学療法士は、不当な要求・収受は行わない。

一、理学療法士は、国際社会の保健・医療・福祉の向上のために、自己の知識・技術・経験を可能な限り提供する。

一、理学療法士は、国の動向や国際情勢を鑑み、関係機関とも連携して理学療法の適用に努める。

公益社団法人 日本理学療法士協会. 理学療法士の倫理に関する取り組み. https://www.japanpt.or.jp/pt/announcement/pt/ethics/. (参照 2025-02-17).

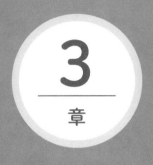

理学療法士、過去を知る

～法律の歴史を紐解く～

3章では、理学療法そのものや理学療法士の資格がどのように確立されてきたか、「理学療法士及び作業療法士法」が成立した経緯を振り返りながら、理学療法士と法律にまつわる歴史について解説します。

STORY

　弁護士に法律の基礎知識を教えてもらった療太郎は、普段の自分の業務は法律とこんなに密接に関係していたのかと驚きました。法律について詳しく学ぶことができ、少し自信を取り戻しました。
　しかし、普段は理学療法の技術ばかりに注目して、理学療法そのものについて、また、理学療法士という資格についてはよく理解していないことに気がつきました。
「理学療法っていつからあるんだろう？」
「理学療法士ってどうやってできた資格なんだろう？」
　そんな疑問が湧いてきた療太郎は、経験豊富で頼れる技師長に相談しました。
　すると技師長は、技師長の後輩で、いまは大学で教鞭を執る教授を紹介してくれました。療太郎は大学に行き、疑問について聞いてみることにしました。

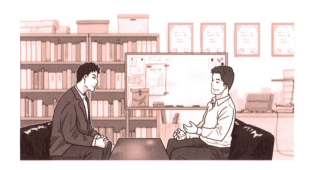

戦前まではマッサージの牙城

1　医療現場でのマッサージの広がり

　1887（明治20）年、欧米諸国から**医療マッサージ**が日本に紹介されました。その4年後の1891（明治24）年、東京帝国大学三浦内科で盲学校卒業生の富岡兵吉が病院マッサージ師として採用されたのが、医療現場におけるマッサージの導入の始まりとされています。1906（明治39）年には、東京帝国大学整形外科学講座（田代義徳教授）が開設され、運動療法室が設置されました。翌年には、盲学校の生徒が同大学で実地練習を行うことが認められ、この動きは慶應義塾大学附属病院や養育院にも広がりました。

　1916（大正5）年には、東京帝国大学病院に内科物理療法学講座（通称、物療内科）が開設され、翌年には青山内科に物理的治療研究所が創設されました。さらに1918（大正7）年、東京帝国大学物療内科の真鍋嘉一郎教授がマッサージ師を「術手」として採用しました。これにより**盲学校卒業生が医療機関でのマッサージや物理療法に従事する**ようになり、理学療法士の誕生以前の理学療法業務に重要な役割を果たしました。

2　肢体不自由児のリハビリテーションの先駆け

　理学療法の発展においては、整形外科医の高木憲次の功績が特筆されます。1917（大正6）年、高木は東京帝国大学病院物療内科に入局し、**医療マッサージ師を整形外科後療法を担う「術手」として採用**。また、**肢体不自由児の療育の重要性**を訴え、**医療体操の研究**を始め、**整形外科後療法の養成制度**を内務省に提案しました。1918年には「夢の楽園教養所」という構想を打ち出し、1924（大正13）年には「クリュッペルハイムに就いて」と題した論文を発表。この論文は、日本のリハビリテーション医学の礎を築いた歴史的な文献だとされています。

　肢体不自由児の教育においては、体育教師の柏倉松蔵が1921（大正10）年に「柏

学園」を開設しました。高木医師と協力して医療体操を実施しており、両者が日本における肢体不自由児のリハビリテーションの先駆者とされています。

3 戦傷者の治療がリハビリテーションを発展させた

　一方、戦争により増加した**戦傷者の治療**が、**医学的リハビリテーションの発展を促進**しました。日清・日露戦争後、温泉療法施設や傷痍軍人療養所が整備されましたが、第二次世界大戦時には脊髄損傷や切断患者が増加し、箱根療養所や臨時東京第三陸軍病院などで治療が行われました。しかし、予算不足や行政・診療部門の連携不足により、多くの障害者が十分なリハビリテーションを受けられない状況もありました。

　1948（昭和23）年、戦争後の医学的リハビリテーションの諸問題に対応するために設立された「**バラック委員会**」が報告書を発表し、**理学療法士や作業療法士の確保と養成訓練の必要性**が訴えられました。その後、1951（昭和26）年に世界理学療法士連盟（WCPT）、翌年には世界作業療法士連盟（WFOT）が設立され、理学療法士資格制度の整備が進みました。

　アメリカでは、1918年、第一次世界大戦後に戦傷者リハビリテーション法、1920年には一般人を対象とするリハビリテーション法が制定されました。1921年には理学療法士養成校が、1925年には医科大学が開校し、第二次世界大戦中に**理学療法士および作業療法士の免許制度が確立**されました。

まとめ

- 1910年代には、物理療法やマッサージが医療体系に組み込まれ、理学療法士の誕生に至る基盤が築かれた
- 高木憲次は医療体操および肢体不自由児の療育を推進し、後の日本整形外科学会やリハビリテーション医学の礎となった
- 戦争に伴う戦傷者の治療は、医学的リハビリテーションの発展を加速。アメリカでは制度が整備されたが、日本では環境が不十分なままであった

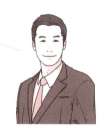

2 リハビリテーションの黒船襲来

1 温泉療法とマッサージが理学療法の主流

　第二次世界大戦の敗戦を経た日本は、連合国最高司令官総司令部（GHQ）の指導の下、民主主義的改革と人権尊重を基盤とする新たな国家の再建を進めました。医療制度においても、西洋医学を中心とする体系的な再編が推進される方針が示され、リハビリテーション医療の分野において、GHQの指示に基づくバラック委員会の報告を踏まえた施策が積極的に進められました。

　しかし、当時の行政庁における「リハビリテーション」の認識は十分ではなく、リハビリテーションというよりも、病状が固定化し、長期間放置されてきた身体障害者への生活支援や職業援助が主な関心事でした。一方で、肢体不自由児の施設では、高木憲次の尽力もあり、機能訓練が一定の水準で実施されていました。この時期の理学療法の主流は、**温泉療法**や**マッサージ療法**で、現代的なリハビリテーション医療の概念と大きく異なっていました。

　終戦直後の日本の医療制度は極度の混乱に陥り、無資格者による施術が蔓延していました。状況是正のため、GHQの指導の下、1947（昭和22）年には「按摩術営業取締規則」「鍼術灸術営業取締規則」「柔道整復術営業取締規則」を統合する形で「あん摩、はり、きゅう、柔道整復等営業法」が制定されました。さらに、資格取得要件の厳格化や国家試験制度の確立が求められたことを受け、1950（昭和25）年には「柔道整復師法」が制定。1955（昭和30）年には「**あん摩マツサージ指圧師、はり師、きゆう師等に関する法律**」が施行されました。これにより、従来の営業規則に基づく資格制度から、国家資格としての基準が明確化される方向へと制度が移行しました。

　病院における理学療法従事者の質の低下が懸念される中、マッサージ師の資質向上と職業的地位の確立を目的として、1949（昭和24）年に日本医療マッサージ協会が設立されました。

2 遅れていた日本のリハビリテーション医療

　こうした状況の中、**世界保健機関（WHO）**は**日本のリハビリテーション医療の後進性**を指摘し、**専門技術者の養成の緊急性**を訴えました。1950年ごろから、日本の医師（小池、土屋、水野、内藤、服部）がWHOのフェローとしてアメリカやイギリスに派遣され、特にニューヨーク大学リハビリテーションセンター（H.A.Rusk 主宰）での研修が、帰国後の法整備やリハビリテーション研究の基盤となりました。

　当時の状況については、1960（昭和35）年から3年連続して厚生白書でリハビリテーションが取り上げられています。

　特に1962（昭和37）年の厚生白書[1]では、リハビリテーションに多くの紙面が割かれ、その中で次のように述べられています。

　リハビリテーシヨン対策を整備するにあたつて最も基本的なものは専門技術者の確保である。医師、看護婦のほか、機能療法士、職能療法士、言語療法士、心理療法士、社会事業担当者などの専門技術者を確保し、リハビリテーシヨン施設に配置することはリハビリテーシヨン施設運営のための必須条件である。しかるに、わが国においては、専門技術者の数は著しく不足しており、その身分も確立せず、養成機関も設置されていない。

　現在はこれらの技術者の不足をカバーするためたとえば、し体不自由児施設では、整形外科後療法を専門とするあん摩師、児童指導員その他の職員が現場訓練を受けてその業務を担当している状況である。これら専門技術者の養成施設としては、東京の整し療護園に療育技術者養成所が付設され、し体不自由児施設に働く機能療法士、職能療法士の教育訓練コース（2か月）を開始しているし、国立身体障害者更生指導所でもWHOのコンサルタントをまねいて、職能療法士の講習会を実施した。(中略)もつと根本的に専門技術者の養成訓練計画を検討しなければならない段階にきている。

　この記述から、当時の日本におけるリハビリテーション医療の課題と、専門人材の不足が深刻であった状況がうかがえます。**専門技術者の養成と身分確立が、その後のリハビリテーション医療の発展に重要な基盤を築いた**ことはいうまでもありません。

3章◎理学療法士、過去を知る～法律の歴史を紐解く～ | 109

引用・参考文献
1) 厚生労働省. 厚生白書（昭和37年度版）. https://www.mhlw.go.jp/toukei_hakusho/hakusho/kousei/1962/dl/02.pdf,（参照 2025-02-08）.

まとめ

- 戦後の日本ではリハビリテーション医療が推進されたが、行政の認識は依然として低く、医療の主流は温泉療法やマッサージに依存し、身体障害者の生活支援や職業援助が中心だった
- 世界保健機関（WHO）は日本のリハビリテーション医療の遅れを指摘し、専門技術者の養成が喫緊の課題であることを提唱した
- 1950年代には、日本の医師が海外研修を通じて知識と技術を修得し、帰国後、法制度の整備および研究を推進した。1962年には厚生白書において、専門技術者の不足とその養成の必要性が強調された

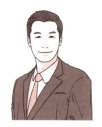

コラム

温泉療法

　温泉療法は、温泉水の物理的・化学的特性を活用し、健康維持や疾患治療を目的として行われてきました。温熱作用により皮膚血管が拡張し、血流が増加することで新陳代謝が促進され、筋緊張の緩和、疼痛の軽減、自律神経の調整が期待されます。また浮力作用は関節や筋肉への負担を軽減し、リラックス効果によるストレスの軽減をもたらします。さらに、静水圧作用により下肢の血液やリンパの還流が促進され、浮腫の軽減につながります。

　温泉水中に含まれる炭酸、硫黄、塩化物、鉱物成分は、血管拡張、抗炎症、鎮静作用をもたらすとされています。初期の理学療法は、温泉浴とともに運動療法やマッサージが治療の一環として実施されていました。

3 理学療法士誕生に向けての先陣争い

1 医学的リハビリテーション需要の高まりを受けて

　昭和30年代後半、医学的リハビリテーションの需要が高まる中、医療機関でのマッサージ師の求人が急増し、理学療法業務を担うケースも多くなりました。1960（昭和35）年時点では、盲学校の卒業者約1,500名が病院で医療マッサージに従事している状況でした。この需要の高まりを受け、文部省は盲学校高等部理療科指導書を改定し、マッサージに加え**主要な理学療法の内容や基礎臨床科目を充実させる**とともに、**教員の資質向上**に取り組みました。

2 理学療法士・作業療法士制度の成立をめぐる動き

　理学療法士及び作業療法士法の成立過程では、以下の四つの省庁、学会、団体などで立場や行動の違いが顕著となり、激しい駆け引きが展開されました。この対立と妥協の歴史は、制度成立後も昭和の時代を通じて影響を及ぼしました。

■ 厚生省

　厚生省は、専門技術者の資格制度が存在しないことが医学的リハビリテーションの普及を妨げていると考え、資格制度の創設を主導しました。砂原茂一は「理学療法士、作業療法士法の教育ははじめから厚生省の路線の上を走り出したのである」と述べています。厚生省は教育制度を担う文部省に対し、主導権を握りながら制度化を推進しました。

■ 文部省

　文部省は、明治時代から盲学校を通じて医業類似行為者の教育を担い、臨床現場に人材を輩出してきました。新しい資格制度にも迅速に対応し、盲学校における理学療法士の教育と養成に意欲を示しました。

医師および医学会

　日本整形外科学会や日本リハビリテーション医学会など、医学界の主要団体は、医学的リハビリテーションの重要性を認識し、厚生省と協力して理学療法士制度の創設に積極的に関与しました。

マッサージ師および職能関連6団体

　医療機関で長年にわたり理学療法業務を担ってきたマッサージ師や日本医療マッサージ師協会を中心とする関連団体は、次の三つの課題に対して活動を展開しました。
①養成校を卒業していない者にも特例試験で理学療法士資格を取得できるようにすること
②理学療法士制度がマッサージ業務や開業権を侵害しないようにすること
③盲人や弱視者が理学療法士資格を取得できる制度設計を求めること

3　制度成立までのプロセスと主要な出来事

医療制度調査会答申（理学療法士 養成萌芽期）

　1963（昭和38）年3月、医療制度調査会は「医療制度全般についての改善の基本方策」に関する答申を発表しました。その中で次のように述べています。

> 　医療の目的は、単に疾病を治療するだけでなく、患者の機能回復訓練、職能訓練等社会復帰に至るまでの指導をも包含するものであり、リハビリテーションの重要性がとみに高まっている。（中略）機能療法士、物理療法士又は理学療法士、（中略）教育、業務内容の確立とその制度化を早急に図る必要がある。しかし、この制度を検討するにあたっては、リハビリテーションの性格にかんがみ、それに従事する専門職種のあり方について、現在の関係諸分野との関連などに関し慎重な配慮が必要であると共に、職業適性の判定、職業補導等いわゆる社会的リハビリテーションとの関係についても十分な考慮をはらうことが望ましい。

PT・OT 身分制度調査打合会と文部省の動き（理学療法士 養成準備期）

1963 年 6 月、厚生省内に **PT・OT 身分制度調査打合会** が発足し、同年 12 月に **理学療法士及び作業療法士法の原案** となる意見書を提出しました。一方、文部省も **盲学校における PT 養成のための基準案** を厚生省に提出し、制度設計への貢献を試みました。座長には砂原茂一が就任し、各国理学療法士、言語聴覚士協会、理学療法士世界理学療法連盟などからの視察、訪問を受けました。世界保健機構顧問メイズ女史、世界理学療法連盟事務局長ニールソン女史が来日し会議において勧告をしています。委員会名簿を【表 1】に示します。

【表1】PT・OT身分制度調査打合会委員名簿

	肩書	氏名
1	慶応義塾大学医学部教授	相沢豊三
2	同上	岩原寅猪
3	国立伊東温泉病院長	伊藤久次
4	都立松沢病院長	江副 勉
5	東京大学医学部教授	大島良雄
6	同上	勝沼晴雄
7	整肢療護園長	小池文英
8	国立療養所東京病院長	砂原茂一(座長)
9	九州労災病院理学診療科	服部一郎
10	国立身体障害者更生指導所長	稗田正虎
11	東京大学医学部教授	三木 威勇治
12	東京都立大学法経学部教授	唄 孝一
13	労働省労働基準局長	村上茂利
14	文部省初等中等教育局長	福田 繁
15	文部省大学学術局長	小林行雄
16	厚生省社会局長	大山正
17	厚生省児童局長	黒木利克
18	厚生省医務局長	尾崎嘉篤

第 46 回通常国会法案提出反対運動（理学療法士 制度前混乱期）

厚生省は第 46 回通常国会での法案提出を予定していましたが、マッサージ業界や盲学校関連団体の反対運動により法案提出は見送りとなり、調整が続けられました。主な反対理由は以下の 3 点です。

①視力に障害のある者にもこれらの資格が得られるようにすること

②理学療法士があん摩師（現在では、あん摩マッサージ指圧師）の業務を侵害することのないよう、病院・診療所以外の場所において理学療法士が業務を行なうことを制限するなどの措置を講ずること

③あん摩師や盲学校教員などについても、理学療法士の資格を得られるよう、特別の措置を講ずること

3 章◎理学療法士、過去を知る～法律の歴史を紐解く～｜ 113

一方、1963年5月、厚生省の予算申請が認められ、国立療養所東京病院リハビリテーション学院が開校しました。また、文部省も盲学校で理学療法士の養成を目指し、昭和39年度の予算申請を行い、1964（昭和39）年に東京教育大学附属盲学校と大阪府立盲学校の2校で、リハビリテーション課程を開設しました。その後、1965（昭和40）年には1校、1966（昭和41）年にはさらに2校、1967（昭和42）年には3校が新設される計画が進められていました。

まとめ

- 昭和30年代後半には、リハビリテーション需要の増加に伴い、盲学校卒業生が医療現場で医療マッサージと理学療法を担う状況がみられた
- 理学療法士及び作業療法士法の成立過程においては、厚生省、文部省、医師および医学会、さらにマッサージ師や関連職能団体の間で激しい駆け引きが繰り広げられた
- 1963年に「PT・OT身分制度調査打合会」が発足し、各国の制度を参考に理学療法士及び作業療法士法の原型が策定された。しかし、盲学校や関連業界団体からの反対を受け、法案の提出は遅延した
- 国会への法案提出も反対運動により見送られる一方で、国立療養所東京病院リハビリテーション学院が開校し、盲学校においてもリハビリテーション課程が開始された

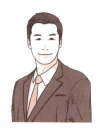

4 法案成立前後のドタバタ劇

1 理学療法士・作業療法士法成立前後の動向と課題

　1966（昭和41）年3月に国立東京病院附属リハビリテーション学院の1期生が卒業するには、第48回通常国会で**理学療法士及び作業療法士法を成立**させる必要がありました。このため、厚生省と文部省の間で調整が進みました。

　厚生省は、視力障害者を資格欠格事由としないこと、業務の場所を医師の直接指示が可能な施設内に限定することで妥協しました。一方、文部省は盲学校理療科の設置を東京教育大学附属盲学校、大阪府立盲学校、徳島県立盲学校の3校に限定することで合意し、理学療法士及び作業療法士法案が国会に提出されました。

　神田国務大臣は法案提出の理由を次のように述べています。

> 　最近における身体または精神に障害のある者を社会生活へすみやかに復帰せしめるためのリハビリテーションの手段の発達は、まことに目ざましいものがありますが、わけても、その根幹をなすともいうべき理学療法、作業療法等、医学的リハビリテーションの推進こそは関係方面から最も期待されているところであり、政府におきましても、かねてより、その普及及び向上につき、格段の意を用いてきたところであります。しかしながら、先進諸国においては、早くから理学療法士、作業療法士の医学的リハビリテーションの専門技術者の資格制度が設けられ、また、その組織的、体系的な養成訓練が行なわれてきたのでありますが、従来、わが国にはこれら医学的リハビリテーションの専門技術者の資格制度がなく、このことがわが国における医学的リハビリテーションの本格的な普及発達を著しく阻害する要因となっていたのであります。このような現状にかんがみ、医療制度調査会は、医学的リハビリテーションの専門技術者の資格制度をすみやかに創設すべきである旨政府に答申し、政府においては、この答申を尊重して、昭和三十八年以来、理学療法士及び作業療法士の資格制度の創設について関係有識者の意見を聞く等、調査研究を進め、他方、国立療養所東京病院に付属リハビリテーション学院を設置して理学療法士及び作業療法士の養成を行なってきたのでありますが、このたび、その資格制度についての成案を得たので、ここにこの法律案を提出した次第であります。

法案は参議院先議後、衆議院で 1966 年 5 月 30 日に可決され、8 月 28 日に公布されました。この際、両議院で附帯決議がなされました。衆議院での附帯決議は、次の通りです。参議院の決議もほぼ同様の内容です。

> 　政府は、理学療法士及び作業療法士について、急速に、これが養成を進めるとともに、併せて附則第四項に該当する者の取扱について次の点に留意すべきである。
> 一　経過措置としての試験については従来の経験を十分にしんしゃくして行なうこと。
> 二　病院診療所以外において、理学療法又は作業療法を業としている者であつても医師の指示の下に、一定数以上の患者を扱つているものについては受験資格を附与すること。

2　法成立後の課題と特例試験の延長運動

　1966 年に第 1 回国家試験が実施され、183 名（養成校卒 14 名）の理学療法士が誕生しました。同年 7 月 17 日には 110 名の会員による**日本理学療法士協会が設立**されました。しかし、法成立後も特例受験制度を巡る議論は続き、さらなる混乱を招きました。
　法附則 4 条では、以下の条件を満たした者に特例受験資格が認められていました。

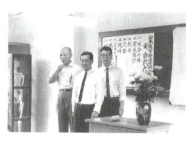

日本理学療法士協会設立総会 三役決定
（1966 年）
画像提供：（公社）日本理学療法士協会

①高校卒業または同等の学力を有する者
②厚生大臣指定の講習会を修了した者
③医師の指示の下で 5 年以上理学療法または作業療法を業として行っていた者

　1970（昭和 45）年以降、特例試験の延長を求める動きが活発化し、厚生省と文部省の対立、自民党や社会党を巻き込んだ政治的対立にも発展しました。最終的に 1971（昭和 46）年の法改正で、特例試験の期限が 3 年間延長されましたが、この間、臨床現場では有資格者の数が伸び悩み【表 2】、**資格者と無資格者が混在**する状況が続きました。

①養成校卒の若い理学療法士、②特例試験合格による理学療法士、③無資格者の3者が臨床現場に従事し、しかも人数は③＞②＞①の順で存在しました。すべての有資格者が養成校卒に置き換わるのに長い月日がかかり、昭和の時代を通して理学療法の臨床現場の職場運営にはさまざまな軋轢が生じたのでした。

【表2】理学療法士国家試験の合格者数

	合格者数	うち養成校卒
第1回（昭和41年）	183	14
第2回（昭和42年）	310	16
第3回（昭和43年）	228	24
第4回（昭和44年）	167	37
第5回（昭和45年）	224	69
計	1,112	160

日本理学療法士協会ニュースの創刊号（1966年）
画像提供：(公社)日本理学療法士協会

まとめ

- 1966年、理学療法士及び作業療法士法案が成立した。法案成立に際しては、厚生省と文部省が妥協し、医師の指示の下での業務制限や盲学校理療科の新設抑制などが盛り込まれた
- 同年、第1回国家試験が実施され、183名が理学療法士として登録されるとともに、日本理学療法士協会が設立された。一方で、特例試験は3年延長し5年間実施されるも、資格者の増加は遅々として進まず、現場には養成校卒業者、特例試験合格者、無資格者が混在した

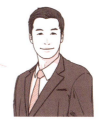

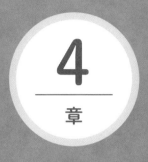

理学療法士、現在を考える

～多職種との連携から、抱える問題まで～

4章では、理学療法士と多職種の関係から、法律上の理学療法と臨床現場とのギャップまで、法律を通して現在の理学療法が抱える問題点について解説しています。これからの理学療法士のあり方を考えてみましょう。

STORY

　療太郎は、教授に理学療法や理学療法士と法律にまつわる歴史について詳しく教えてもらいました。理学療法士の成り立ちなど、先人たちの苦労を知ったことで、また新たな疑問が出てきます。
　「いま自分たちが直面している理学療法の問題点は何だろう？」
　「自分たちが行っている理学療法は、法律で定められた通りなのか？」
　「普段関わっている医師や看護師、多職種との関係についても知りたい」
　そんな療太郎が教授に質問をぶつけると、わかりやすく教えてくれる人がいるからと、同じ大学に勤める法学者を紹介してくれました。
　療太郎は、講義を受けにいくことにしました。

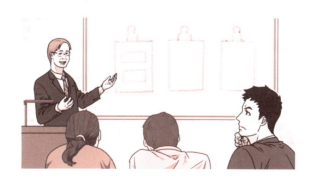

4章◎理学療法士、現在を考える〜多職種との連携から、抱える問題まで〜 | 119

法律上の理学療法士と理学療法とは：法律上の定義と疑問

1 「理学療法士」とは

　どうも、こんにちは。4章では、「理学療法士の業務をめぐる法制度とそれにまつわる問題」というテーマで、6節にわたってお話ししたいと思います。前半の1～3節は理学療法士の業務をめぐる法制度の全体像、特に「理学療法士及び作業療法士法」で定められている業務内容と医療専門職間の業務分担関係がどのようになっているのか、後半の4～6節はそれにまつわるさまざまな問題についてお話しする予定です。

　さて、本節では「法律上、理学療法士ってどんな人のこと？」というところからお話しします。それでは、始めましょう。

　法律上、「理学療法士」とは、次のように定義づけられています。

> 理学療法士及び作業療法士法
> 第2条第3項
> この法律で「理学療法士」とは、厚生労働大臣の免許を受けて、理学療法士の名称を用いて、医師の指示の下に、理学療法を行なうことを業とする者をいう。

　法律の言い方って、なんだかわかりにくいですよね。いつもこうなんです。そのため、難しい言い方をそのまま理解しようと思っても、時間がかかってしまうわりにあやふやで、ハッキリしないわ、だんだん疲れてきちゃうわで、最終的には法律の勉強が嫌になってしまいます。

　法律を勉強するときのコツは、最初にごちゃごちゃした言葉（内容）を取り払って、難しい言い方をわかりやすい簡単な言い方に置き換えてしまうんです。例えば、この定義をわかりやすく一言で言い換えると、**「理学療法を行う人のことを理学療法士という」**ということになります。「なんだ、そんな当たり前のことしか言っていないのか!?」と思いますよね。そうなんです。そんな当たり前のこ

としか言っていないんです。しかし、まずはそう感じることが法律を勉強するときにとても大切なことなんです。忘れないでくださいね。

さて、その上でこの定義を細かく見ていきます。そうすると、五つの内容・要素に分解できることに気がつきます。

①免許を持っていること（有資格者であること）
②理学療法を行う者であること
③理学療法を業とすること
④医師の指示の下に理学療法を行うこと
⑤理学療法士の肩書きを使って理学療法を行うこと

つまり、この五つの要素を全部満たして仕事をする人が、法律上の理学療法士であるとされているんです。そして、よ～く見てください。このうち、**①以外は理学療法というキーワードが関わってきている**ことがわかると思います。

そうすると、今度は「理学療法」とはどんなものなのかがポイントになってきます。

2 「理学療法」とは

それでは、理学療法とはどのようなものと考えられているのでしょうか？ それは、理学療法士及び作業療法士法の第2条第1項で示されています。

この法律で「理学療法」とは、次のように定義されています。

身体に障害のある者に対し、主としてその基本的動作能力の回復を図るため、治療体操その他の運動を行なわせ、及び電気刺激、マッサージ、温熱その他の物理的手段を加えることをいう。

この定義もさっきと同じように細かく分解してみていきましょう。

この条文では、**理学療法の対象者・目的・方法**の三つの側面から理学療法を定義づけています。

4章◎理学療法士、現在を考える～多職種との連携から、抱える問題まで～｜ 121

> 対象者：「身体に障害のある者」
> 目　的：「主としてその基本的動作能力の回復を図る」こと
> 方　法：「治療体操その他の運動を行なわせ、及び電気刺激、マッサージ、温熱その他の物理的手段を加える」方法

　ここで挙げられている目的は、「ベッドから起き上がる、バランス良く立つ、歩く、移動するなどの人間が生活し活動するための根本的な動作の回復を図ること」と言い換えることができます。方法は、治療体操などの「**運動療法**」と、電気刺激・マッサージ・温熱などの「**物理療法**」の大きく二つが法律上の方法として定められています。そして、対象となる人は「身体に障害がある人」です。

　ここで「あれ？」と思う人がいるかもしれませんね。「『身体に障害が生じそうな人』は、理学療法の対象者じゃないの？」とか、「動作を回復させるのではなく、低下させないようにするのはだめなの？」とか……。

　その疑問は、とっても良い疑問です。ただ、その疑問についてお話できるようになるまで、もう少し時間がかかります。それまで、頭の中に忘れないように大切にしまっておいてください。

　しかし、少しだけお話しすると、今の理学療法の中身には、例えば「障害のない高齢者」に転倒しないように「指導」するというような「**予防**」も入ってきています。そして、実際に理学療法士は現場で行っていますし、理学療法士にどんどんそのような仕事を行ってほしいという社会的な期待も高まってきています。そこに法律との間にギャップがあり、そのギャップが「あれ？」につながるんですね。

> **まとめ**
> ・法律上の理学療法士とは、理学療法を行う人のことである
> ・法律上の理学療法は、対象者・目的・方法で定義づけられている
> ・法律を勉強するときのコツは、簡単な言い方に置き換えてしまうこと

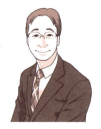

2 理学療法士とほかの医療専門職との関係：医師の指示と診療の補助

 1 理学療法士の定義と医師の指示

　前節では、「法律では理学療法士ってどんな人？」「法律で定められている理学療法ってどんなもの？」ということについてお話ししました。今回は、理学療法士がほかの医療スタッフ・医療専門職の間でどのようなポジションにいるのか、医療スタッフの間で仕事がどのように分担されているのか、業務分担・役割分担についてお話ししたいと思っています。それでは、始めましょう。

　さて、理学療法士が医療スタッフ・医療専門職の間でどのようなポジションにいるのかについて考えるヒントは、p.121 でお話しした理学療法士の定義④「**医師の指示の下に理学療法を行うこと**」にあります。
　④によると、理学療法士は法律で定められた理学療法を医師の指示の下に行うとされています。この「医師の指示」って突然出てくる言葉ですよね。「何これ？」と思いませんか？ 実はこれがヒントなんです。この「何これ？」を解決するために、少し回り道になりますが、医師と看護師の仕事・業務についてお話ししましょう。

2 医師と看護師

■ 「医師の指示」とある理由

　なぜ「医師の指示」が出てくるのかということについてお話しすると「お医者さんが偉いから」という声が聞こえることがありますが、そういうわけではありません。歴史上の理由なんです。
　現在につながる日本の法律がつくられ始めたのは、明治時代のことでした。そのとき、「西洋医学を学んだ医師を中心に、医療に関する制度を作る」という方針[*1]を、当時の政府が当時の社会状況を見て決めたんです[*2]。そのため、1906（明

治39）年に、医療専門職に関する法律の中で、医師の資格や業務について規定する法律である「医師法」がいちばん最初につくられました[*3]。

　もっとも、当時は医師以外の医療専門職があったのか……というと、ありませんでした。唯一、看護師らしき人がいたぐらいです。そして看護師が医療専門職として認められるのは、10 年後の 1915（大正 4）年になってからです【表1】。

【表1】医療専門職に関する法律

1906（明治39）年	医師（医師法）
1915（大正4）年	看護婦（看護婦規則）
1965（昭和40）年	理学療法士・作業療法士（理学療法士及び作業療法士法）
1971（昭和46）年	視能訓練士（視能訓練士法）
1997（平成9）年	言語聴覚士（言語聴覚士法）

　そんな状況だったので、まずは法律で「医療に関することはすべて医師が実施しなければならない」ということにしたんです。しかし、明治時代ならともかく、医師が一人で医療をすべて提供するなんて、常識的に考えて無理ですよね……いや、明治時代でも実際のところは無理だったんです。

　そこで、**業務を分担してくれる医療専門職**が本格的に必要になったのです。このとき、新たな医療専門職として医師の次に登場したのが、看護師だったんですね。

　ここでお話ししたことを、現在の法律を使って少し正確に言い直します。まず、医師法第 17 条で「医師でなければ、医業をなしてはならない」と規定されています。つまり、**医行為[*4] を医師以外の者がしてはならない**という、医師に医行為を独占させることを規定しているのです（業務独占規定と言います）。

医師の業務の一部を看護師が担当する

　もっとも、先ほどお話ししたように医師一人だけでは、患者に十分な医療を提供することができません。そこで、医師が独占している医行為を、（A）**医師でなければどうしても実施することができない内容のもの**[*5]（例：何の病気か診断することや手術などの治療）、（B）**医師でなくても、医療の専門職の資格をもっていればその資格が認める業務の範囲の中で任せられる内容のもの**[*6]、の二つにグループ分けしました。そして（B）の業務全体を、まずは看護師にお願いする

ことになりました。そうして看護師は、(B)を保健師助産師看護師法第5条に規定されている「**診療の補助**」というカテゴリーの業務として担当することになりました【図1】。

その際、看護師は医師から指示を出してもらう必要があります。もともとは医師がしなければならない業務なので、医師が看護師に「(B)の業務をしてください。お願いします」というのは当然のことですよね。

【図1】 医師と看護師の業務分担関係

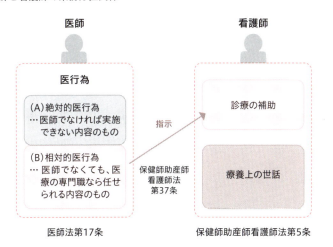

なお、看護師には「診療の補助」以外に「療養上の世話」というカテゴリーの業務があります。この業務は、患者の治療方針を踏まえ、患者の状態に応じて看護師が看護のプロとして自分で判断して実施する業務と位置付けられていて、医師の指示はいらないとされています。余談になりますが、看護師のこの業務のことを、ちょっと頭のスミに残しておいてください。

3　医師と看護師と理学療法士

長々と回り道をしましたが、ここでようやく元の道に戻る出口が見えました。ここからは理学療法士の話です。理学療法士の仕事は、前節でお話ししたように理学療法を行うことなんですが、この業務は、法律上、看護師の「診療の補助」

【図2】 医師と看護師と理学療法士の業務分担関係

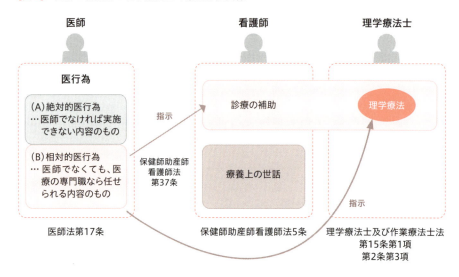

業務の範囲内、あるいはその一部として位置付けられます[*7]。つまり、医師は法律で定められているように医行為のすべてを医師だけで対応することができないから、仕事の一部を看護師に任せる、看護師も看護師で、医師からお願いされた一部の医行為のすべてを看護師だけで対応することができないから、その一部、つまり理学療法を**理学療法士に任せる**、という構造になっているんです。

このことから、医師が看護師に「(B) の業務[*8]をしてください。お願いします」という指示を出す→看護師は医師からお願いされた (B) に含まれる理学療法を理学療法士にお願いする→理学療法士が理学療法を実施する、という流れができます【図2】。

ただ、間に看護師を入れるのであれば、医師から直接、理学療法士に指示をしてしまったほうが早いですよね。だから、理学療法士の定義の④に「医師の指示」という内容が入ってくるんです。

医師だからえらい、看護師だからえらい、理学療法士はえらくない、なんてことはありません。医療専門職の間に上下関係なんかありません。世の中の全員が大学の先生だったり、医師だったり政治家だったら、世の中は成立しませんよね。医療も同じです。それぞれがそれぞれの仕事の違いとそれぞれの役割・専門の違いを理解することによって、初めて本当の意味でお互いを尊敬することができる

ようになります。その理解と尊敬に基づいて協力し合いながらケアを患者に提供できるようになって、初めて医療が成立するのです。そのことを忘れないでくださいね。

＊1：これが政策というものになります[1]。
＊2：西洋医学を中心に据えた理由ですが、当時コレラなどの感染症がパンデミックを起こしていたことが理由として挙げられます。
＊3：産婆（今の助産師）については、今回は省略します。
＊4：医師法第17条で登場する「医業」という言葉の中身を明らかにした結果、姿を現すのが「医行為」という言葉・考え方です[1]。
＊5：法律学上、絶対的医行為といいます。
＊6：法律学上、相対的医行為といいます。
＊7：理学療法士及び作業療法士法第15条で「理学療法士は、保健師助産師看護師法第31条第1項及び第32条の規定にかかわらず、診療の補助として理学療法を行なうことを業とすることができる」と規定しています。つまり、法律で規定されている理学療法は看護師の「診療の補助」業務に含まれることになります。
＊8：ここに理学療法が含まれます。

まとめ

- 理学療法士は医師の指示の下に理学療法を行う
- クオリティの高い医療を提供するために、医療専門職の間で業務を分担する
- 本当のチーム医療は、各専門職の役割・専門の違いを理解し、リスペクトすることによって成立する

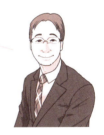

引用・参考文献
1) 平林勝政ほか. 看護をめぐる法と制度. 第6版. メディカ出版, 2025, 376p.（ナーシング・グラフィカ）.

理学療法士とほかのリハビリテーション系専門職との関係

1 さまざまなリハビリテーション系専門職

　前節では、「理学療法士が医療専門職、特に医師と看護師との間でどのようなポジションにいるのか」ということと、この点について理解していくときに登場する「医師の指示ってなんなのか」についてお話ししました。今回は、リハビリテーションに関連する医療専門職の間で仕事がどのように分担されているのか、お話しします。

　理学療法士は、医療専門職の中でもリハビリテーションを専門とする職種ですよね。医療専門職の中には、理学療法士以外にもリハビリテーション系の専門職がいます。**作業療法士・視能訓練士・言語聴覚士**です。作業療法士は、理学療法士と同じ1965（昭和40）年に国家資格として認められました。視能訓練士は1971（昭和46）年に、言語聴覚士はそれから26年後の1997（平成9）年に認められた資格です。今回は、それぞれの職種がどんな仕事をしているのか、確認するところから始めましょう。

2 リハビリテーション系専門職の法律のカタチ

まずは、それぞれの職種について記載された法律を見てみましょう。

理学療法士及び作業療法士法
第2条
…（略）…
2　この法律で「作業療法」とは、身体又は精神に障害のある者に対し、主としてその応用的動作能力又は社会的適応能力の回復を図るため、手芸、工作その他の作業を行なわせることをいう。
3　…（略）…

4　この法律で「作業療法士」とは、厚生労働大臣の免許を受けて、作業療法士の名称を用いて、医師の指示の下に、作業療法を行なうことを業とする者をいう。

視能訓練士法
第2条
　この法律で「視能訓練士」とは、厚生労働大臣の免許を受けて、視能訓練士の名称を用いて、医師の指示の下に、両眼視機能に障害のある者に対するその両眼視機能の回復のための矯正訓練及びこれに必要な検査を行なうことを業とする者をいう。

言語聴覚士法
第2条
　この法律で「言語聴覚士」とは、厚生労働大臣の免許を受けて、言語聴覚士の名称を用いて、音声機能、言語機能又は聴覚に障害のある者についてその機能の維持向上を図るため、言語訓練その他の訓練、これに必要な検査及び助言、指導その他の援助を行うことを業とする者をいう。

　「ん？　なんか見たことがあるぞ。デジャブかな？」と思ったあなた。法律を学ぶ素質があります。このまま勉強を続けて、いつか理学療法士の法律に関わる仕事を一緒にすることができるといいですね。楽しみにしています。
　そうなんです。多少の違いはありますが、どの職種も理学療法士と同じように、**「Aという資格はAという業務をする者である」**という内容と、**「Aという業務の内容を対象者・目的・方法の三つの側面・方向から規定する」**という内容になっているんです。ここも法律を勉強するときのコツです。
　医療に関わる法律はたくさんありますが、大きくグループ分けすると、大体、**①医療専門職に関する法律のグループ（人に関する法律）**、**②医薬品や医療機器・病院や診療所などの施設に関する法律のグループ（物・場所などに関する法律）**、**③医療費とそれに対応するケアのメニューなどに関する法律のグループ（支えるシステムに関する法律）**になります[1]。
　今回は、このうち①の人に関する法律についてお話ししていることになりますが、理学療法士、作業療法士、視能訓練士、言語聴覚士の定義のところを見比べ

4章◎理学療法士、現在を考える〜多職種との連携から、抱える問題まで〜｜　129

ると、同じような文章・言い方（言い回し）で作られていることがわかりますよね。実は、看護師やほかの医療専門職の法律でも同じような文章・言い方（言い回し）なのです。

　法律を勉強するときにいちばん大事なことは、グループごとに、そこに属する法律に共通するもの・姿を取り出して、大体のイメージを最初につかんでしまうことなのです。細かい内容を正確に理解することも大切ですが、最初から一つずつ細かく勉強しようとすると嫌になってしまいます。嫌にならずにわかるような勉強の仕方をすることも大事なことです。わかるとどんどんおもしろく、楽しくなります。細かなところは、大まかなイメージが描けた後で大丈夫です。

3　リハビリテーション系専門職の業務

　話がまた脱線してしまいましたが、リハビリテーション系専門職の業務を比較すると、【表2】のようになります。これを見ると、それぞれの職種の立ち位置が見えてくると思います。

　まず、理学療法士と作業療法士です。作業療法士の仕事の目的は、「認知・精神機能を高める活動や巧緻動作」である応用的動作能力の回復（例えば、移動・食事・排泄・入浴などの日常生活活動に関するADL訓練や福祉用具の使用に関する訓練など）と、その先にある社会的適応能力の回復（例えば、家事・外出などのIADL訓練や退院後の住環境への適応訓練など）にあるとされています。

　それに対して、理学療法士の仕事は基本動作能力の回復にあるとされています。つまり、リハビリテーションを必要とする人にとって、**理学療法士の業務は基本的な内容に関するものであり、作業療法士の業務は応用的なものである**ことがわかると思います。

　視能訓練士の業務は、視機能の矯正訓練や検査といった目の周りに限定されていること、言語聴覚士の業務は、言語訓練や嚥下訓練・人工内耳の調整などといった喉と耳の周りに限定されていることから、**身体のある一部分に特化したスペシャリスト**であることがわかります。

　となると、理学療法士がリハビリテーション系専門職の中でいちばん基礎的な内容の業務をするポジションにあって、作業療法士は理学療法士の延長線上で応用的な内容の業務を実施する立ち位置、視能訓練士と言語聴覚士は、それらとは

【表2】 リハビリテーション系専門職の業務

	理学療法士	作業療法士	視能訓練士	言語聴覚士
対象者	・身体に障害のある者	・身体に障害のある者 ・精神に障害のある者	・両眼視機能に障害のある者	・音声機能に障害のある者 ・言語機能に障害のある者 ・聴覚機能に障害のある者
目的	基本動作能力の回復	応用的動作能力・社会的適応能力の回復	両眼視機能の回復	機能の維持・向上
方法	●運動療法（治療体操など） ●物理療法（電気刺激、マッサージ、温熱など）	●作業（手芸、工作など）	●矯正訓練（抑制除去訓練法、異常対応矯正法、眩惑刺激法、残像法） ●矯正訓練に必要な検査＝眼科に係る検査 （散瞳薬の使用、眼底写真撮影、網膜電図検査、眼球電図検査、眼振図検査、視覚誘発脳波検査）	●本来的業務 ・訓練（言語訓練など） ・訓練に必要な検査 ・訓練に必要な助言 ・援助（指導など） ●付随的業務 ・嚥下訓練 ・人工内耳の調整 ・その他厚生労働省令で定める行為（音声機能・言語機能・補聴器装用に関する訓練、機器を用いる聴力検査・聴性脳幹反応検査・眼振図検査・重心動揺検査・音声機能に係る検査・言語機能に係る検査、耳型の採型）
医師の指示	必要	必要	必要	本来的業務：不要 付随的業務：必要
その他	理学療法としてのマッサージを実施する場所 ①病院・診療所 ②①以外の場所（医師の具体的な指示が必要）	―	医療専門職との緊密な連携	・医療専門職との緊密な連携 ・対象者に主治の医師または歯科医師がいるときは指導を受けなければならない ・福祉専門職・関係者との連携保持

少し方向性が異なったスペシャリストの立ち位置にあることが理解できますよね。そうです、**理学療法士はリハビリテーション系専門職の中でも、基本資格的なところにいる**んです。

4 章◎理学療法士、現在を考える～多職種との連携から、抱える問題まで～｜ 131

4　ほかのリハビリテーション系専門職との関係性

　リハビリテーション系専門職は、なんとなくバラバラな印象がありますよね。おそらくリハビリテーション系専門職の人たちの間には、〈理学療法士・作業療法士・視能訓練士・言語聴覚士〉と、〈医師・看護師〉との間には関心があるけど、〈理学療法士と作業療法士〉、〈理学療法士と視能訓練士〉、〈理学療法士と言語聴覚士〉など、隣のリハビリテーション系専門職にはあまり関心がないからなのだろうと思います。

　医師や看護師とどのような関係性・チームをつくっていくのかという問題と同じように、ほかのリハビリテーション系専門職の人とどのようにチームを組んでリハビリテーションを提供していくかということが、これから大事なことになるのではないかと思います。そして、リハビリテーション系専門職の中でも**基本資格的なポジションにある理学療法士が率先してそれを考えて実行する**ことが、リハビリテーション系専門職全体の地位の底上げにもつながるため、これからとても大切なポイントになっていくのではないかと考えています。

引用・参考文献
1) 平林勝政ほか. 看護をめぐる法と制度. 第6版. メディカ出版, 2025, 376p, (ナーシング・グラフィカ).

まとめ

- 理学療法士・作業療法士・視能訓練士・言語聴覚士の違いと関係は、基本か応用か、ジェネラリストかスペシャリストかである
- 理学療法士にはほかのリハビリテーション系専門職とどのようにチームを組んでリハビリテーションを提供していくのか考えることが求められている
- 嫌にならない法律の勉強方法は、まずは大まかなイメージをつかんでしまうこと

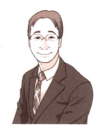

4 法律外の理学療法：法律上の理学療法と実際に行われている理学療法の違い

1 法定されている理学療法の範囲

　本節から、いよいよ4章の後半です。後半では、理学療法士をめぐる法律に存在する、さまざまな問題についてお話しします。今回からは単なる法律の説明ではなくなります。そのため、だんだん内容が難しくなってきます。そのつもりで読んでもらえれば……と思います（とはいうものの、そこまで難しくはありません）。

　今回は、1節（p.120）で少しお話しした問題から始めましょう。法律で決められている理学療法、そして法律上の理学療法士をめぐる問題です。

　最初に法律で定められている理学療法をおさらいしましょう。

　対象者は「身体に障害のある者」、目的は「主としてその基本的動作能力の回復を図る」こと、方法は「治療体操その他の運動を行なわせ、及び電気刺激、マッサージ、温熱その他の物理的手段を加える」方法、つまり**運動療法**と**物理療法**でしたね。このように法律では、理学療法を**対象者・目的・方法**の三つの側面から定義づけていました。試しに、目的をX軸、対象者をY軸、方法をZ軸として考えてみると、【図3】のようになります。

　【図3】の四角い立体の内側が法律で定められている理学療法の範囲になります。

【図3】　法定された理学療法（法定理学療法）

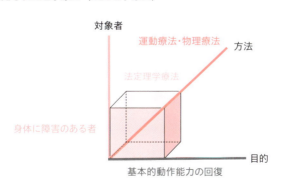

2　法定外の理学療法への業務拡大

　1節（p.120）では「『身体に障害が生じそうな人』は、理学療法の対象者じゃないの？」「動作を回復させるのではなく、低下させないようにするのはだめなの？」といった疑問を取り上げました。その疑問を【図3】に反映させると、おそらく【図4】のようになります。

【図4】　法定理学療法に実際の業務内容を加えると

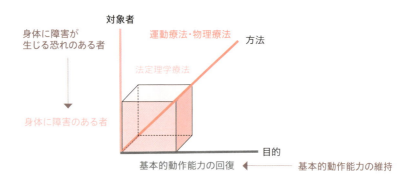

　身体に障害が「生じてから」ではなく「生じる前に」理学療法士として対象者に関わったほうが良いですよね。基本的な動作能力も「生じている障害を回復」させるのではなく「維持することで障害が生じない」ようにすることのほうが（できれば向上させることができると）、対象者にとっても絶対に良いですよね。
　しかし、法律上の理学療法では、**障害が生じていない人は対象外**であって、そのような人に対して**基本的な動作能力を維持・向上させるという目的も対象外**となってしまいます。あくまでも「**障害が生じている人に事後的に介入して基本動作能力を回復させる**」というのが、法律上の理学療法なんです。
　皆さんが学校で勉強した理学療法、あるいは現場で実際に行っている理学療法は、この法律上の理学療法とは少し違いますよね。例えば、【図5】を見てください。
　【図5】は日本理学療法士協会が示しているものですが、この図で理学療法士が関わる場面として、高齢者に対する発症予防が入ってきています。この点について、厚生労働省も「理学療法士が、介護予防事業で身体に障害のない者に対し

【図5】理学療法士のフィールドと活動場所

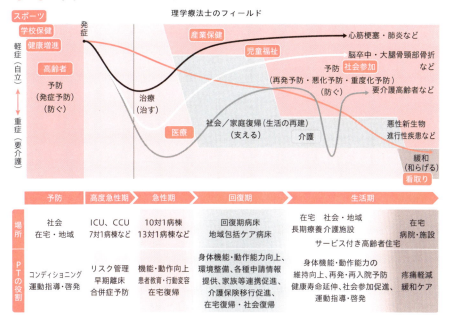

内山靖．理学療法士を取り巻く状況について．https://www.mhlw.go.jp/file/05-Shingikai-10801000-Iseikyoku-Soumuka/0000122672.pdf，（参照 2025-02-19）．
日本理学療法士協会．理学療法士ガイド．https://www.japanpt.or.jp/activity/asset/pdf/jpta_guide_a4mihiraki_compressed.pdf，（参照 2025-02-19）．

て転倒防止の指導などの業務を実際に行うことがある」ということを認めています。そして、このような業務は法律上の理学療法に当てはまらないものであるけれど、理学療法士としておおっぴらに正々堂々と実施しても、何ら問題ないとしています[*1]。

　このような協会や厚生労働省の考え方は、特におかしい感じはしませんよね。どちらも障害が生じないようにするための予防に関するものですから。つまり、理学療法士がすでに実施している・これから実施すべき業務の対象に、法律の外にある理学療法が入ってきているのです。

3 **法定された理学療法内での業務拡大**

　それとは違うベクトルになりますが、法律で定められた理学療法の内容が変わってきてもいます。

　理学療法士が体位排痰法を実施する際、喀痰などの吸引が必要となる場合があります。この喀痰などの吸引は、これまでは医師や看護師しか実施することができないものでしたが、2010（平成22）年に体位排痰法を安全・適切に実施するために必要であることから、法律上の理学療法に含まれるという見解が厚生労働省から示されました[*2]。これは、チーム医療を推進するために、法律上の理学療法の内容に新しく付け加えられた内容です。

　この喀痰などの吸引が、運動療法に当てはまらないことはわかりますよね。となると、物理療法の一つになるのかもしれません。しかし、一般的に物理療法としてイメージする電気刺激やマッサージ、温熱療法というようなものとは少し違う異質なものに感じませんか？

4 **理学療法士の将来**

新しい業務カテゴリーの必要性？

　このようにこれらの内容は、どちらも法律上の理学療法の対象者・目的・方法を拡大することを認めたものです。しかし、どちらも法律を改正することなくなされました。通知というものを厚生労働省が出して、法律上の理学療法の対象者・目的・方法を変えたのです。

　これらの通知をめぐり、もう一つ注意してほしいことがあります。介護予防事業に関する通知の中で、厚生労働省が「身体に障害のない者に対して行う転倒防止の指導などの業務は医師の指示が不要である」考えも示している点です。

　今の法律上の理学療法は、看護師の診療の補助業務の範囲内、あるいは一部とされているために理学療法士が理学療法をするとき医師の指示を必要とすることになっています。しかし、この通知では不要であると言っています。ただ単に「法律上の理学療法の外にあるものだから医師の指示はいらないんだ」と言っているだけでしかないのかもしれませんが、理学療法士の業務の中に医師の指示が不要

136

な業務・理学療法が存在しうることを認めた上で、そのように言っているのかもしれません。

ここでは仮に後者としましょう。その上で、2節で余談としてお話した看護師の療養上の世話業務のことを思い出してください。その業務は、医師の指示が不要な業務であって、看護のプロとして看護師が自分で判断して実施する業務と位置付けられていました。とするのであれば、医師の指示が不要なこの業務は、「患者の治療方針を踏まえながらも、患者の状態に応じて理学療法士がリハビリテーションのプロとして自分で判断して実施することができる業務」と考えることはできないでしょうか。そしてこの通知は、そのような業務が実際にあること、看護師のように理学療法士にもそのような業務カテゴリーが今の社会で必要になってきているということを示していると理解することはできないでしょうか？

法律と現場の理学療法とのギャップ

いずれにせよ、法律上の理学療法は、理学療法士が実際の現場で行っている理学療法、学校などで習う理学療法、日本理学療法士協会が考える理学療法、厚生労働省が考える理学療法、どれとも違っています。その食い違いを理解した上で、**理学療法士は理学療法をどのようなものと考え、プロとして何をしなければならないのか、そのために法律はどうあるべきなのか**などについて、考えてみる必要があるのではないかと思います。

*1：厚生労働省医政局医事課長通知「理学療法士の名称の使用等について」（平成25年11月27日医政医発1127第3号）
*2：厚生労働省医政局長通知「医療スタッフの協働・連携によるチーム医療の推進について」（平成22年4月30日医政発0430第1号）

> **まとめ**
>
> ・法律上の理学療法と実際の理学療法との違いは、射程範囲の違いにある
> ・今日、法律が想定していなかった対象者・目的・方法に理学療法士の業務が拡大してきている
> ・理学療法士は、プロとして何をしなければならないのか、法律はどうあるべきなのか考えてほしい

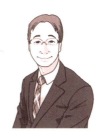

5 理学療法は誰がやってもよいの？：名称独占のウラ・オモテ

1 業務独占と名称独占

業務独占のおさらい

　前節では、法律上の理学療法をめぐる問題についてお話ししました。結局のところ、法律上の理学療法はその範囲が狭くて、現実に合わずにどうにもならなくなってきているので、通知で法律上の理学療法自体が無理やり拡大されたり、法律外の理学療法が理学療法として認められたりしている状況にある……という話でした。

　今回は、その先に続く話を2節（p.123）の内容を踏まえてお話しします。**理学療法士の名称独占**の話です。それでは、始めましょう。

　「名称独占？」そうですね、新しい言葉を使ったかもしれません。最初に、名称独占とはどういうものなのかを説明します。この名称独占は、2節でお話しした「業務独占」と比べながら一緒に理解するとわかりやすいです。

　まずは、業務独占について簡単におさらいしておきましょう。2節では、医師の業務独占についてお話ししました。

医師の業務独占

　業務独占という言葉を聞いたときに、パッと頭に思い浮かべてほしいのが医師法第17条です。そこでは「医師でなければ、医業をなしてはならない」と書かれています。つまり、医行為を医師以外がしてはならないという、医師に医行為を独占させることを規定しています。これが**業務独占**というものです。

　もっと一般的な言い方にすると「免許をもっていない者が、その免許に関わる業務を行うことを禁止すること」[1]が業務独占です。なぜ医師にこのような業務独占を認めたのかというと、とても当たり前で簡単な理由──「皆の生命・身体・健康を守るため」です。

　医師が行う医行為には、例えば鋭利な刃物で患者の身体を切り開き、組織を取

り出す……といったものがあります。とても危ない行為ですよね。例えば医師の免許をもっていない、きちんとした知識も技術も経験もない素人がそんなことをしたら、患者をあっという間に死なせてしまうような、とても危険な行為です。だから、皆の生命・身体・健康を守るために、そのような行為は免許をもっている人だけが、その免許の対象となっている業務をできるようにしたのです。免許は、何年も学校に通って基礎を習ってちゃんと卒業したこと、その後その資格を名乗って仕事をすることができるだけの知識や技術をもっていることを確認する国家試験に合格していることを示す、いわば国が発行する保証書です。

名称独占の目的

それに対して、「**免許をもっていない者が、その名称や類似する名称またはそれに紛らわしい名称を使用することを禁止すること**」が名称独占です。理学療法士は業務独占をしていませんが、名称を独占している資格です。この名称独占の目的は、どのようなところにあるのでしょうか？【表3】

【表3】名称独占の目的

①医療スタッフに名称を独占させることにより、誇りと責任とを自覚させること、無資格者が名称を使用することにより生ずる弊害（例：社会的信用を失墜させるような犯罪など）を防止する
②名称独占だけであっても、一定の能力を有していることを担保し、それにより資質の向上を図ることに寄与する

この目的からすると、名称独占の目的は、業務独占と違って皆の生命・身体・健康を守るためではなさそうですよね。しかし、名称独占というものは、理学療法士の**社会的な立場**や、理学療法士が行う**理学療法のクオリティ**を保証する役割を果たしています。その意味で、業務独占に劣らずとても大切で重要な機能を担っているものなのです。

しかし今、この名称独占をめぐって大きな問題が生じています。

4章◎理学療法士、現在を考える〜多職種との連携から、抱える問題まで〜｜ 139

2 名称独占をめぐる根本的な問題

名称独占については二つの考え方・見方があります【表4】。

【表4】名称独占をめぐる二つの見方

①名称独占だから、名乗らなければ、その業務は誰がやってもよい
②名称独占は、業務の内容・性質を考えると、その業務のプロフェッショナルが実施するからこそ質を保証することができるので認められている。名乗らなければ誰がやってもよいというような業務ではない

これを理学療法士に当てはめて考えてみましょう。

①の考え方・見方だと、「理学療法士は名称独占の資格でしかないから、理学療法士を名乗らなければ、**理学療法士が行う業務はどんな人がやっても（理学療法の知識がない素人がやっても）よい業務である**」ということになります。

②の考え方・見方だと、「理学療法士の名称独占は、理学療法士の業務の内容・性質を考えると、理学療法士が実施するからこそクオリティが保てる業務なので認められている。それゆえに、**理学療法士を名乗らなければ、どんな人がやってもよいというような内容・性質の業務ではない**」ということになります。

今、リラクセーションなどといったさまざまな言い方や名称を使い、理学療法士が行うような物理療法や運動療法などをサービスとして提供するビジネスが巷にあふれています。そして、その中で消費者庁に相談が寄せられるような問題や事故も起こっています。

この名称独占の問題は、そのような問題にもつながります。このようなビジネスをしている人たちの頭の中には、おそらく①の考え方・見方があるのではないかと想像しています。

皆さんは、どちらの考え方・見方が適切だと思いますか？ 理学療法士の将来を考えたとき、どちらが良いと思いますか？ もし、②の考え方・見方のほうが良いと考えるなら、「**理学療法士が実施するからこそクオリティが保てる業務**」であることを理学療法士自身が能動的に証明して、それを積極的に社会に訴えていく必要があります。「悪貨が良貨を駆逐する」ということわざがあります。悪いものが世の中に広がることで良いものがなくなってしまわないように、これか

らの理学療法士はそれをやっていかないといけないのではないかと考えます。

　最後に、名称独占の対象となる理学療法士の業務は、法律上の理学療法です。そのため、この名称独占の問題もやはり「**理学療法士の業務の範囲をどう考えるのか**」という問題とセットで考えていく必要があります。

引用・参考文献
1）平林勝政ほか．看護をめぐる法と制度．第6版．メディカ出版, 2025, 376p,（ナーシング・グラフィカ）．

まとめ

- 名称独占の目的と役割は、理学療法のクオリティを保証することである
- 名称独占は、名乗らなければ誰がやっても良いと理解すべきものではない
- 理学療法士が取り組まなければならない問題は、理学療法は理学療法士が実施するからこそクオリティが保証できるものであることを証明することである

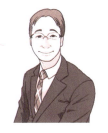

「理学療法士及び作業療法士法」をめぐる現在の問題：法律は絶対？

1　法律を勉強するときのコツ

　4章も、いよいよ最後になりました。今回は全体の内容を振り返ってみたいと思います。4章は「理学療法士の業務をめぐる法制度とそれにまつわる問題」というテーマでお話ししてきました。つまり、法律のお話でした。そもそも皆さん、法律なんて勉強するつもりはなかったですよね。勉強するつもりがあったら、法学部に入っていましたよね。しかし勉強しなければならなくて、勉強する必要が生じたから、この本を読んでいるのだと思います。

　実は、私もそうでした。法律を勉強するつもりなんて、全くありませんでした。たまたま法律を勉強することになって、法律を仕事にすることになってしまったんです。その過程でわかったことですが、法律の勉強にはコツがあります。

> **法律の勉強のコツ**
> ①ごちゃごちゃした言葉（内容）を取り払って、難しい言い方をわかりやすい簡単な言い方に置き換えてしまう
> ②法律の大体の姿・イメージを最初につかんでしまう
> ③嫌にならずにわかるような勉強をする

　この三つを心掛けて法律に触れてみてください。難しいものではありません。誰でもわかるようになりますし、誰でも法律が理解できるようになります。

2　4章で学んだことの振り返り

■ ほかの医療専門職との業務分担関係

　4章のテーマの一つに、**ほかの医療専門職種との業務分担関係**があります。医師・看護師との関係はもちろんですが、作業療法士・視能訓練士・言語聴覚士と

いうリハビリテーション系専門職との関係の中で理学療法士はどのような立ち位置にいるのか、それぞれの仕事の違いとそれぞれの役割・専門の違いを理解した上で、**理学療法士はどうあるべきなのか**考えてほしいということをお話ししましたよね。チームを組んで、チームで患者のケアに当たっていくことがとても重要な時代となっています。

理学療法士の皆さんは、重要な医療専門職の一人です。チーム医療の一角を担う存在です。皆さんは、医師や看護師と比べて引っ込み思案になっていませんか？

法律上の理学療法と実際の理学療法との違い

4章で最も重要なテーマが、**法律上の理学療法と実際の理学療法との違い**についての話でした。法律上の理学療法はその範囲が狭く、現実に合わずにどうにもならなくなってきているので、通知で法律上の理学療法自体が無理やり拡大されてきたりとか、法律外の理学療法が理学療法として認められてきたりしている状況にある……という話でしたよね。

理学療法士の名称独占

その延長線上として、理学療法士の**名称独占**についてお話ししました。そして、名称独占には「名乗らなければ、その業務は誰がやってもよい」という考え方と、「いやそうではないんだ」という考え方があることを紹介しました。現在は、前者の考え方・見方に基づいてさまざまなビジネスが展開されていますが、本当にそれでよいのかどうか、理学療法士も考える必要があるのではないかということもお話ししました。

この問題を考えるためには、理学療法士は理学療法をどのようなものと考えて、プロとして何をしなければならないのか、そのために法律はどうあるべきなのかについて、振り返ってみる必要があると思います。法律は「絶対で不変のもの」ではありません。おかしいならば、変えていく必要があります。そして、おかしくないものに変えればよいのです。この本を読んだ皆さんも、どうすればより良い理学療法士の未来が形づくれるか、一緒に考えていただけると嬉しいです。

＊　　　＊　　　＊

最後になりますが、実は私は重度の腰痛もちなんです。腰痛の治療のとき、いつかどこかでお会いしたとき、優しくしてくださいね。

4章◎理学療法士、現在を考える〜多職種との連携から、抱える問題まで〜｜ 143

理学療法士の未来
－法律を学ぶ意義とこれからの展望－

　理学療法士（Physical Therapist：PT）としての専門性を高め、社会に貢献するためには、解剖学や生理学、運動学といった基礎的な知識に加え、法律の理解が不可欠です。なぜなら、社会保障分野は法規制と密接に関わっており、PT の業務も法的な枠組みの中で成立しているからです。法律を学ぶことは、自らの専門性を守り、より良い理学療法を提供するための重要な手段となります。本書を通じて、法律が PT にとってどのような意味をもつのかを考え、今後の展望について述べます。

● 法律を学ぶ意義と役割の拡大

　PT は、医療法や理学療法士及び作業療法上法（以下、PT 法）、介護保険法、障害者総合支援法など、さまざまな法律の下で業務を行っています。これらの法律は、患者・利用者の権利を守ると同時に、PT 自身の業務範囲や責任を明確にしてします。例えば、PT 法では、「医師の指示の下で業務を行う」ことが定められています。この規定を理解していなければ、業務範囲を逸脱し、違法行為となる可能性があります。また、法律知識がなければ、不本意な医療事故や訴訟のトラブルに巻き込まれる危険性もあります。

　さらに、近年は「PT の役割拡大」が議論されています。地域包括ケアや健康増進の分野での活動が広がる中、PT が主体的に活動する機会が増えています。しかし、新たな分野に進出するためには、現行の法律との整合性を理解し、適切な手続きを踏むことが不可欠です。法律を学ぶことは、PT の職域を拡大し、より多様な分野で活躍するための基盤を築くことにつながるのです。

　これからの PT には、単に治療技術を磨くだけでなく、法的な視点をもち、社会の変化に対応する能力が求められます。

　今後、次のような方向性が考えられます。

1　自律性の向上と役割拡大

　　海外では、一部の国でPTが「ファーストコンタクト」の役割を果たし、直接患者を評価・治療する制度が整っています。

2　地域包括ケアにおけるリーダーシップ

　　少子高齢化が進む日本では、病院だけでなく地域や在宅でのリハビリテーションの重要性が増しています。関連する法律や制度を理解し、適切に活用することが不可欠です。

3　法的リスクマネジメントの重要性

　　医療訴訟が増加する中、PTも法的責任を意識する必要があります。患者との適切なコミュニケーションや記録管理、インフォームド・コンセントの徹底など、法律知識を生かしたリスク管理が求められます。

● 今後の身分法

　こうしたPTの業務・現状を見据えた際に、PT法に「公衆衛生」の観点を加えることが重要です。また、現在のPT養成課程あるいは免許取得に係る教育年限の見直しや卒後研修の義務化、名称変更についても検討する時期と考えます。国際標準との統一の視点から「フィジオセラピスト（Physiothcrapist）」の名称、男女共同参画、専門職としての役割向上などの観点から「士」ではなく「師」へ変更することも議論の余地があります。

● おわりに

　PTの未来を見据えると、法律の理解は単なる知識ではなく、職業の発展と社会貢献のための重要な手段です。PTが法律を学ぶことは、自らの専門性を守り、発展させるために欠かせません。法律を正しく理解すれば、PTとしての役割をより広げ、理学療法士は単なる「医師の指示の下で働く技術者」ではなく、自律した専門職として社会的役割を果たす存在へと進化していくでしょう。

　本書は、法律を学ぶ契機となり、未来のPT像を考える必読書と言っても過言ではありません。より良い理学療法を提供できるよう、ともに学びましょう。

公益社団法人日本理学療法士協会 会長　斉藤秀之

ワンポイント法律用語

本書で使用している主な法律用語をまとめました。

あ行

医行為…医療および保健指導に属する行為のうち、医師が行うのでなければ保健衛生上危害を生じる恐れのある行為

医療水準…臨床現場において参照されるべき医療の水準

医療訴訟…医療事故によって生じたトラブルに関する訴訟（裁判）。なお医療事故は、医療従事者の過誤・過失の有無を問わず、医療に関わる場所で医療の全過程において発生するすべての人身事故のことを言う

因果関係…条件関係を前提に、社会通念上、当該行為から結果が発生することが相当と認められる関係

か行

回避可能性…結果について回避することができたかどうか

過失…結果を回避できたにもかかわらず、回避しなかったことによる法的責任（結果回避義務違反）

器物損壊罪…他人の物を壊したり傷つけたりしたことに対する罪

行政処分…行政機関が、法律に基づいて国民に対し、権利義務を形成しまたはその範囲を画定させること

業務上過失傷害罪…業務上の過失によって人を傷つけたことに対する罪

業務独占…免許をもっていない者がその業務を行うことを禁止すること

刑事処分…刑法等の罰則規定に反した者に対する処分

刑事責任…刑法等の罰則規定に反した者の責任

刑法…罪を犯した者に対する罰則規定

欠格事由…資格や免許を与える上でふさわしくないとされる事柄

憲法…国民の権利義務を守るために、国がやってはいけないこと（またはやるべきこと）について国民が定めた決まり（最高法規）

高等裁判所…地方裁判所もしくは家庭裁判所の判決等の控訴などに対する裁判権を有する裁判所

公法…国や地方公共団体と個人、国や地方公共団体同士の関係を規律する法律の総称

さ行

最高裁判所…上告及び訴訟法において特に定められた抗告について裁判権をもつ裁判所

裁判例…裁判所が過去の特定の事件に対して下した判断

債務不履行…債務者が債務の本旨に従った履行を行わないこと

三審制…一つの事件について3回まで裁判を受けることができる制度

事実審…事件において、法律問題だけではなく事実問題も併せて審理する審級

私法…個人や法人など市民同士の関係を規律する法律

条件関係…因果関係の前提となる「あれなければこれなし」という関係

商法…商人の営業、商行為その他商事について定めている法律

診療の補助…保健師助産師看護師法第5条で規定されている、看護師の業務類型の一つ。与薬・注射・採血など、この類型に入る業務を実施するに際しては、医師の指示を必要とする

政省令…政令と省令を併せた言葉。法律を具体化するために制定される

損害賠償請求…不法行為などによって生じた損害を補填するための制度

た行

男女雇用機会均等法…雇用分野における男女の均等な機会および待遇を図ること、また、女性労働者の就労に関して妊娠中および出産後の健康の確保を図る等の措置を推進することを目的とする法律

懲戒…不正・不当な行為に対する制裁

は行

罰則規定…ある法令や条例において、違反行為に対して刑罰等を定めている規定

判旨…判例や裁判例の要旨

判例…主に最高裁判所が過去の特定の事件に対して下した法律判断

秘密漏示…秘密を漏らすこと

不完全履行…契約の一部については達成できたものの、一部について達成できなかったこと

法律の趣旨…当該法律の目的やねらい

ま 行

民事責任…他人の権利や利益を侵害した者が負うべき責任

民法…私人や法人に対して適用される法律

名称独占…免許をもっていない者が、その名称や類似する名称またはそれに紛らわしい
名称を使用することを禁止すること

ら 行

理学療法士及び作業療法士法…理学療法士および作業療法士の資格を定めるとともに、
その業務が適切に運用されるよう規律し、医療の普及
や向上に寄与することを目的とする法律

履行遅滞…契約に定まった期日に債務を履行しないこと

履行不能…契約に定めた目的が達成できなくなったこと

労働施策総合推進法…労働者の多様な事情に応じた雇用の安定および職業生活の充実な
らびに労働生産性の向上を促進し、労働者の職業の安定と経済的
社会的地位の向上を図ること等を目的とする法律

索引

A～Z

ADL	17
ICF	16、24、30、36、48
PT・OT 身分制度調査打合会	113
QOL	31、37
WCPT	107
WHO	109

あ行

あれなければこれなし	73
アンダーソン・土肥の基準	15
あん摩、はり、きゆう、柔道整復等営業法	108
医学的必要性	20
医学的リハビリテーション	107、111
医行為	124
医行為の範疇	42
意識障害	14、18
医師の指示	40、42、82、123
医師法	125、126
医道審議会	53
医療水準論	67
医療専門職	124
医療体操	106
医療マッサージ	106
因果関係	53、64、72、85
運動療法	122、133
屋外歩行練習	31
温泉療法	108

か行

下位規範	71
介護予防教室	41、42
介在事情の異常性	85
解釈	56
介入	38、39、43、49、134
回避	27、84
回避可能性	67、83
回避不可	21
喀痰吸引	136
過失	20、21、27、53、63、66、73
片麻痺	35、47
合併症	17
患者情報の保護	88
患者の利益	31、32
管理的課題	34
棄損行為	95
規範	71
器物損壊罪	58、60
基本資格的なポジション	132
休業損害	86
業務上過失傷害罪	60
業務独占	138
業務の停止	94
業務分担関係	125、126、142
起立性低血圧	18
金銭賠償の原則	60
苦情	32
クリニカルパス	23、26
ケアマネジャー	35、37
経過報告書	35
刑事処分	95
刑事責任	60
啓発	45
刑法	58
契約義務違反	86

149

結果	27、83
結果回避義務	20
欠格事由	94
減給	61
言語聴覚士	128
言語聴覚士法	129
憲法	58
故意	63、73
効果	62
高血圧	35
高血圧症	15
高等裁判所	69
公法	58
股関節脱臼	23
個人情報の保護に関する法律	90
個人情報保護	90
コミュニケーション	31、37

さ行

最高裁判所	69
裁判例	69
債務不履行	64、77、86
作業療法士	128
支えるシステムに関する法律	129
サービス担当者会議	35
三審制	69
資格の取り消し	93
資格の付与	60
指示書	28
事実審	69
指導範囲	40
視能訓練士	128
視能訓練士法	129
私法	58
社会生活を送る上でのルール	57
謝罪	32
術手	106
条件関係	73、85
条文に書かれていない要件	64
商法	58

情報収集	49
情報保護	88
処罰の根拠規定	89
心原性失神	18
人工股関節全置換術	23、25
人工膝関節全置換術	29
心疾患	17
心身相関	38
心大血管疾患リハビリテーション料	17
心肺機能低下	15
心不全	14
診療の補助	33、82、125
生活の質	31、37
整形外科後療法	106
世界保健機関	109
世界理学療法士連盟	107
責任の範囲	73
セクシュアルハラスメント	98
セクハラ	98、101
説得	32、84
相当因果関係	74
足関節捻挫	15
組織内での処分	60
損害賠償	86
損害賠償請求	58、63、64

た行

対象者	122、133
大脳動脈梗塞	47
脱臼	23
男女雇用機会均等法	101
地方裁判所	69
注意義務	20、81、82
懲戒	61
通所リハビリテーション	29
デコンディショニング	17
転倒	14、47、52
同意	19
トランスファー	46
トレッドミル	14、15

な 行

日常生活動作	17
日本医療マッサージ協会	108
日本理学療法士協会	116
認知機能低下	47
認知症	23
脳血管障害	46、49
脳出血	35

は 行

剝奪	60
罰則	89
ハラスメント	98
バラック委員会	107
パワーハラスメント	98
パワハラ	98
判決	69
犯罪	96
判断の基準	71
判例	69
非医学的情報の収集	31
人に関する法律	129
秘密漏示	89
秘密を守る義務	95
不完全履行	77
不正な行為	96
物理療法	122、133
不法行為	64、73
不利益	19、43
変形性股関節症	22、23、25
変形性膝関節症	29、41
法的責任	45
方法	122、133
訪問リハビリテーション	35、39
法律	56
法律の趣旨	56
法律を学ぶ意義	56
保健師助産師看護師法	125、126
歩行訓練	14

ま 行

マッサージ	108
慢性心不全	15
皆が守るルール	57
民事責任	60
民法	58、63、73、77
名称独占	139、143
免許の取消し	94
免許の付与	93
免許を失う	93
盲学校	106
目的	122、133
物・場所などに関する法律	…129

や 行

要件	62
予見	20、27、52、67
予見可能性	67、83、86

ら 行

理学療法	121
理学療法士	120、131
理学療法士及び作業療法士法	
	33、39、59、82、88、93
	111、115、120、126、128
理学療法士が負う義務	81
理学療法の範囲	133
理学療法評価	44、49
履行遅滞	77
履行不能	77
リスク管理	47、52
リスクを回避	32
リハビリテーション医療	109
リハビリテーション計画書	35
倫理綱領	103
連携	45
労働施策総合推進法	99

理学療法士のための
はじめての法律講座
－あるあるケースで学ぶ！

2025年4月5日発行　第1版第1刷©

編　著　日本理学療法政策研究会

発行者　長谷川　翔

発行所　株式会社メディカ出版
　　　　〒532-8588
　　　　大阪市淀川区宮原3-4-30
　　　　ニッセイ新大阪ビル16F
　　　　https://www.medica.co.jp/

編集担当　川瀬真由／新家康規
装幀・組版　尾﨑篤史（OZAKIYA）
イラスト　イラストスタジオ福之画
印刷・製本　日経印刷株式会社

本書の複製権・翻訳権・翻案権・上映権・譲渡権・公衆送信権
（送信可能化権を含む）は、（株）メディカ出版が保有します。

ISBN978-4-8404-8795-5　　　Printed and bound in Japan

当社出版物に関する各種お問い合わせ先（受付時間：平日9：00～17：00）
●編集内容については、06-6398-5045
●ご注文・不良品（乱丁・落丁）については、お客様センター 0120-276-115